Karl Heinz Kristel

Gesund Pflegen

Streßbewältigung und Selbstpflege

Mit 7 Abbildungen
22 Cartoons und 14 Tabellen

Urban & Schwarzenberg
München – Wien – Baltimore

Anschrift des Herausgebers:

Karl Heinz Kristel
Pfarräckerstraße 10
D-92637 Weiden i.d.Opf.

Die Deutsche Bibliothek – CIP-Einheitsaufnahme

Kristel, Karl Heinz:
Gesund Pflegen : Streßbewältigung und Selbstpflege ; mit 14
Tabellen / Karl Heinz Kristel. – München ; Wien ; Baltimore :
Urban und Schwarzenberg, 1998
    ISBN 3-541-22051-1

Programmleiterin: Annette Heuwinkel
Lektorinnen: Birgit Ruf, Christine Wölfel
Hersteller: Peter Sutterlitte
Zeichner/in: Ester Schenk-Panic, Thomas Braun (Cartoons)
Abbildungsnachweis im Anhang des Buches
Umschlagentwurf: Parzhuber & Partner, München

Satz: DTP im Verlag
Druck: Appl, Wemding
Bindung: Großbuchbinderei Monheim
Printed in Germany
© Urban & Schwarzenberg 1998

ISBN 3-541-22051-1

Vorwort

Vernachlässigte Gesundheit bei Pflegenden? Ist das nicht ein Widerspruch? Der Arbeitsalltag vieler Pflegekräfte beweist, daß hohe Beanspruchung, Über- und Unterforderung nicht selten sind.

Keimzelle der Entwicklung dieses Buches waren die gesundheitsrelevanten Erfahrungen, die ich während meiner Krankenpflegeausbildung und während der Arbeit als diplomierter Krankenpfleger in der stationären Pflege erlebt habe. Daß dies später eine intensive (fachliterarische) Auseinandersetzung auslösen würde, daran habe ich damals nicht gedacht. Die Bedingungen, unter denen die Pflege kranker und hilfsbedürftiger Menschen geleistet wurde und auch heute noch geleistet wird, beschäftigen mich neben anderen Abläufen in Krankenhäusern heute nicht weniger als damals.

Darüber hinaus bot sich mir als Lehrer für Pflegeberufe bis zum Verfassen dieses Werkes viele Jahre lang die Gelegenheit, meine Erfahrungen und Beobachtungen mit denen anderer (Lernende, examinierte Pflegekräfte, Supervisoren etc.) zu vergleichen. Dies war anfangs ein Prozeß unbewußter und dann zunehmend bewußter Vorgänge. Der jahrelang von mir erteilte Unterricht in Gesundheitsförderung brachte den Stein ins Rollen. Aber auch gezielte schriftliche Befragungen und Interviews waren mir wichtige Möglichkeiten in diesem Erfahrungsaustausch mit dem Ziel nach Erkenntnisgewinn bezüglich gesundheitsrelevanter Arbeits- und Ausbildungsbedingungen. Daraus wuchsen Überlegungen, in denen ich hinterfragte, was wen, wann und wie im gesundheitlichen Befinden beeinträchtigen kann. Wir haben in der Krankenpflegeausbildung gelernt, uns im alltäglichen Umgang mit kranken Menschen an deren Krankheitssymptomen zu orientieren. Jeder Leserin und jedem Leser empfehle ich, folgende Fragen für sich selbst zu beantworten:
– Achte ich genügend auf die gesunden Anteile von Menschen?
– Wie sehen gesunde Mitarbeiter aus und woran erkenne ich sie?
– Wie wichtig ist mir meine eigene Gesundheit?

– Welche Möglichkeiten der Selbstpflege habe und nutze ich?
– Bringe ich manchmal nicht zu große Opfer für andere zu Lasten meiner eigenen Gesundheit?
– Fühle ich mich im Zusammenhang mit meiner beruflichen Arbeit richtig gesund? Welche Arbeits- bzw. Ausbildungsbedingungen brauche ich, um mich beruflich gesund zu fühlen?

Eine berufliche Überforderung z.B. steigert nachgewiesenermaßen die Fehler- und Krankheitshäufigkeit. Sämtliche Studien bestätigen im Ergebnis, daß die gesundheitlichen Beschwerden der Krankenpflegekräfte deutlich über denen der Durchschnittsbevölkerung liegen. Herschbach (1991) schreibt: „Insgesamt sind diese Befunde als erschreckend anzusehen; die durchschnittliche Beschwerdenbelastung bei Krankenpflegekräften erreicht fast ein klinisch relevantes Ausmaß."
Dieses Buch soll zum einen diplomierten Pflegepersonen und Lernenden helfen, ihr persönliches Beanspruchungs- bzw. Belastungsprofil zu identifizieren. Zum anderen zeigt es verschiedene Möglichkeiten von Selbstpflege, sowie Beispiele einer institutionellen und individuellen Streßvorbeugung und -bewältigung auf. Fallbeispiele aus der Pflegepraxis und Anleitungen für praktische Übungen für die Selbstpflege sollen die Gesundheit erhalten helfen, gegebenenfalls zur Auseinandersetzung mit der Belastungssituation ermuntern, um konkrete praktische Lösungsvorschläge zu finden.
Von den Leserinnen und Lesern (diplomierte Pflegekräfte, Lernende, Studierende, Pflegelehrkräfte, Pflegedienstleitungen, Personalräte, Gewerkschaftsvertreter, Supervisoren usw.) dieses Buches wünsche ich mir möglichst viele Rückmeldungen und Anregungen zu meinen Ausführungen. Zum Gelingen dieses Werkes haben meine Frau Annekathrin und meine Töchter Silvia und Verena beigetragen. Bedanken für die gute Zusammenarbeit möchte ich mich bei der Programmleiterin für Pflege- und Heilberufe, Frau Annette Heuwinkel, und den Lektorinnen Birgit Ruf und Christine Wölfel.

Weiden/St. Gallen, im Februar 1998   Karl Heinz Kristel

Inhaltsverzeichnis

Wegweiser

Wichtiges ist **fett** gedruckt.

Merke

... zentrale Aussagen

Tip

... Hinweis auf Möglichkeiten, die Situation zu verbessern

Beispiel

... veranschaulicht den Bezug zur Praxis

Reflexion

... fordert dazu auf, eigene Überlegungen zur Thematik anzustellen

Übungen

... sollen Sie ermuntern, die streßabbauende Wirkung gleich auszuprobieren

Wenn im vorliegenden Buch von Teilnehmern, Pflegenden, Patienten, Schülern, Lehrern etc. die Rede ist, sind immer männliche und weibliche Personen gemeint.

Einführung

Gesundheitsförderung ist immanenter Bestandteil der pflegerischen Arbeit.

Vielfach ist die Gesundheit der Pflegenden selbst in Gefahr. Zum einen, da sie im Pflegeberuf **Streß** sowie hohen **physischen und psychischen Belastungen** ausgesetzt sind, die ihre eigene Gesundheit gefährden, zum anderen, da die **gesundheitliche Kompetenz** der Pflegenden (noch) nicht ausreichend entwickelt ist. Diese beruht auf eigenen Erfahrungen und auf (schon in der Ausbildung) vermitteltem Wissen.

Gesundheitsförderung ist ein Lernprozeß. Dieses Buch will das Bewußtsein für das eigene Gesundheitsverhalten wecken und Strategien aufzeigen, wie Pflegepersonen die Belastungen, die aus ihrer beruflichen Situation entstehen, abbauen können. Vorrangig geht es um die Frage, was Pflegende selbst tun können, um ihr physisches und psychisches Wohlbefinden zu stärken. Dieser Themenkomplex kann treffend mit dem Schlagwort „**Selbstpflege**" umschrieben werden.

Weiterhin stellt die Supervision eine Möglichkeit dar, das eigene Verhalten (nicht nur in Streßsituationen) zu reflektieren sowie kommunikative Fähigkeiten zu entwickeln, die für das Vermeiden oder das Bewältigen von Streßsituationen von großer Bedeutung sind.

Darüberhinaus ist die **Gestaltung des Arbeitsbereiches** und des **Arbeitsplatzes** für das Vermeiden von berufsbedingtem Streß ein wesentlicher Faktor. Die Weltgesundheitsorganisation (WHO) strebt deshalb die Schaffung gesundheitsfördernder Lebens- und Arbeitsbedingungen an und schließt darin den Schutz und die Förderung des Personals mit ein („Ottawa-Charta", 1986). Hierunter fällt auch das Konzept „Gesundheitsförderndes Krankenhaus", das sich mit den gesundheitlichen Problemen der Mitarbeiter, die aufgrund ungünstiger Arbeitsbedingungen entstehen, beschäftigt.

Es stellt sich die Frage, wie das Streben nach Gesundheitsförderung im Krankenhaus in die Praxis umgesetzt werden kann.

Dieses Buch will Anregungen geben, Streßquellen zu erkennen, Streß zu vermeiden bzw. zu bewältigen, um dadurch dem Ziel der Gesundheitsförderung ein Stück näherzukommen, so daß es den Pflegekräften gelingt, in einem „stressigen Beruf" gesund zu bleiben und **gesund zu pflegen.**

1

Der Dienstleistungsberuf Pflege im Wandel

Gesellschaftlich-soziale, technische und wirtschaftliche Veränderungen wirken sich auch auf das Pflegewesen aus, im stationären wie im ambulanten Bereich. Das bisher vorwiegende „Nebeneinander" der Gesundheitsberufe wird sich in Richtung Interdisziplinarität, Teamarbeit und multiprofessionelles Zusammenwirken entwickeln.

Die präventiven und rehabilitativen Bereiche der Pflege erfahren eine zunehmende Bedeutung. Der medizintechnische Fortschritt, der Einsatz moderner Kommunikationstechniken, die Forderungen der Patienten nach Berücksichtigung ihrer individuellen Bedürfnisse und das im Zuge der Professionalisierung wachsende Standesbewußtsein der Pflegekräfte beeinflussen den **Wandlungsprozeß im Pflegeberuf.**

Der Pflegeberuf unterscheidet sich von verschiedenen anderen Berufen im Krankenhaus u.a. dadurch, daß Krankenpflege rund um die Uhr und an sieben Tagen in der Woche zu leisten ist. Die 24-Stunden-Pflegenotwendigkeit erfordert deshalb von den meisten Pflegekräften als Arbeitszeitform den Schichtdienst, der sich, wie in Kapitel 2.3.3 noch beschrieben wird, nachteilig auf die Gesundheit und das soziale Leben auswirken kann.

Ein **aufgestockter Personalbestand** und gleichzeitiger **Abbau von Bettenkapazitäten** in den Krankenhäusern haben **Belastungen** und **Streß** im Pflegeberuf **nicht verringert** – ein Sachverhalt, der auf den ersten Blick widersprüchlich erscheinen mag. Die **strukturellen Veränderungen** (z.B. eine herabgesetzte Patientenverweildauer) führten zu einer erheblich erhöhten „Durchschleusung" von Patienten, mit arbeitsintensiven Auswirkungen insbesondere in administrativen und assistierenden Arbeitsfeldern.

Die **sozialpolitischen Entwicklungen** sowie strukturell veränderte Pflegetätigkeiten (Leistungsdokumentation, psychosoziale Betreuung, therapeutische Kette usw.) sind zwar grundsätzlich als positiv einzustufen, dennoch können die strukturellen Neuerungen im Pflegeberuf aus Zeitgründen nicht immer in angemessener Weise eingesetzt werden, was bei einem hohen Pflegequalitätsanspruch Unzufriedenheit und Gewissenskonflikte beim Pflegepersonal erzeugen kann.

Der allgemeine Zwang zur Steigerung der Produktivität, der weitreichende Auswirkungen (Stellenabbau, finanzielle Einsparungen usw.) mit sich brachte, blieb auch für den Pflegesektor nicht ohne

Folgen. Die Krankenpflege ist wie jeder Dienstleistungsberuf
in den Prozeß der Rationalisierung und Leistungsmaximierung
einbezogen.

1.1 Sozialpolitische Aspekte

Sozialpolitische Neuregelungen, wie ein verlängerter Schwanger-
schafts-/Erziehungsurlaub, kürzere Wochenarbeitszeit, erhöhte
Sonderurlaubszeiten für Fort- und Weiterbildungsmaßnahmen,
reduzierten faktisch die verfügbare Arbeitszeit. Diesem Trend
wirkten die Tarifverhandlungen im öffentlichen Dienst im Jahr
1996 jedoch mit Kürzungen und Streichungen wieder entgegen,
insbesondere bei den Möglichkeiten zur Dienstbefreiung.
Die schwierige ökonomische Situation in der Bundesrepublik
Deutschland mit fast fünf Millionen Arbeitslosen (Herbst 1997)
hat bei den Gesetzlichen Krankenkassen aufgrund der sinkenden
Zahl der Beitragszahler erhebliche Mindereinnahmen zur Folge.
Diese Finanzkrise zwingt zu **Sparmaßnahmen**, z.B. zu einer
weiteren Bettenreduzierung in den Krankenhäusern. Grotesk
erscheint allerdings dagegen der gegenwärtige **Abbau von
Stellen im Pflegebereich.** Die Tatsache, daß es zunehmend mehr
Patienten mit sehr hohem Pflegeaufwand gibt, der in kürzerer
Zeit zu leisten ist, bleibt dabei unberücksichtigt. Die Folge ist,
daß weniger Pflegekräfte mehr arbeiten, d.h. Überstunden leisten.
Auf der anderen Seite waren im Sommer 1997 bundesweit rund
20 000 Pflegekräfte arbeitslos gemeldet.
In Krankenpflegeschulen wurden **Ausbildungsplätze reduziert**
und Ausbildungsgänge ausgesetzt. Das Schließen von Krankenpflegeschulen war kein Einzelfall.
Nicht einmal zehn Jahre liegt der jüngste Pflegenotstand zurück,
der 1989 mit rund 100 000 fehlenden qualifizierten Pflegekräften
seinen Höhepunkt erreichte. Mit den Personaleinsparungen und
dem Reduzieren der Ausbildungsplätze wurde der Startschuß
für den nächsten Personal- und Pflegenotstand gegeben.

1.2 Arbeitsverdichtung und Pflegeintensivierung

Die **verminderte Verweildauer** von Patienten führt zu einer starken Arbeitsverdichtung, beispielsweise durch vermehrte Aufnahmen und Entlassungen sowie diagnostische und therapeutische Maßnahmen. Die „Verlagerung" von pflegebedürftigen Patienten in die häusliche Krankenpflege hat zur Folge, daß in den Akutkrankenhäusern der Anteil der Patienten mit **hohem Diagnostik- und Therapieaufwand** steigt. Dies erfordert von seiten der Pflegekräfte häufig zeitaufwendige Vorbereitungs-, Assistenz- und Nachsorgearbeiten.

Auch die **steigende Überalterung** der Bevölkerung, mit der eine Zunahme der Krankheitshäufigkeit und Pflegeintensivierung einhergeht, bringt zusätzliche Belastungen für die Pflege mit sich. In hohem Maß intensivierte sich die Arbeit der Pflegekräfte durch die zunehmend komplexere Technik in Diagnostik, Therapie und der Pflege selbst. Auch die **Ausweitung der therapeutischen Kette,** z.B. durch die Übergangspflege (Überleitung des Patienten in ein anderes Versorgungssystem, mit dem Ziel, keine Versorgungslücke entstehen zu lassen) und die Verstärkung der psychosozialen Betreuung, die die Qualität individualistischer pflegerischer Versorgung verbessern sollen, tragen dazu bei. Letztendlich hat die Arbeitsverdichtung auch das Ziel, Personal und dadurch Kosten zu sparen. Mit Hilfe von Leistungsvergleichen, beispielsweise zwischen verschiedenen Stationen, soll hauptsächlich das wirtschaftliche Ergebnis gesteigert werden. Der Einzug der EDV in die Pflege ermöglicht mehr Kontrolle und Überwachung, was sich auf die Situation im Pflegeberuf nicht nur positiv auswirkt. Die Arbeitsintensität in der Pflege kann sowohl in qualitativer als auch in quantitativer Hinsicht erhöht sein. In Tabelle 1-1 sind Beispiele dazu aufgeführt.

Tab. 1-1 Ursachen, die zu einer erhöhten Arbeitsintensität im Pflegeberuf führen können.

quantitative Ursachen	qualitative Ursachen
▶ vermehrte Aufnahme- und Entlassungsprozesse	▶ körperliche Belastungen
▶ häufigere diagnostische und therapeutische Verfahrensabläufe	▶ erhöhte Anforderungen im psychomentalen Bereich (z.B. Prioritätenkoordination, Improvisation, Informations- und Reizflut)
▶ Zunahme stark pflegebedürftiger Patienten	▶ gestiegene Anforderungen an die Pflegekompetenz durch Erweiterung der Leistungen (psychosoziale Betreuung, Übergangspflege)
▶ steigende Überalterung der Bevölkerung	▶ zunehmende Leistungserbringung auch im technisch-diagnostischen und therapeutischen Bereich
▶ Arbeitszeitregelungen (z.B. Verlängerung des Erziehungsurlaubs, Verkürzung der wöchentlichen Arbeitszeit)	

2

Streß
im Pflegeberuf

2.1 Was ist Streß?

Im Laufe der Evolution hat sich das **Streßphänomen** bei allen höheren Tierarten und ebenso bei den Menschen entwickelt. Ursprünglich diente Streß als Verteidigungsmechanismus, er warnte vor Gefahren aus der Umwelt und stellte somit eine natürliche Überlebenshilfe dar.

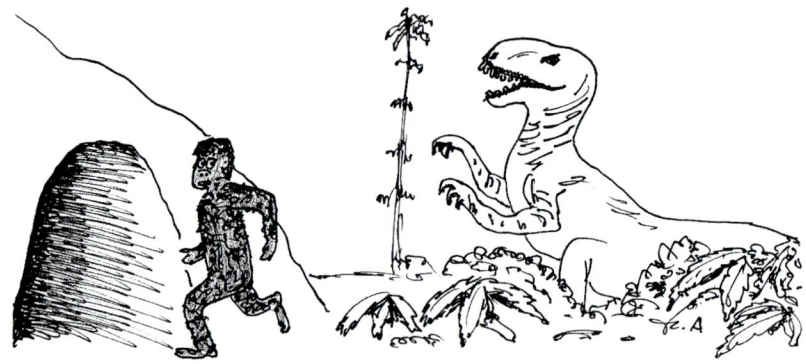

Merke

> Streß ist eine Reaktion des menschlichen Organismus und der Psyche auf sogenannte Stressoren, die aus der Umwelt oder aus dem Inneren des Menschen selbst stammen und eine erhöhte Anspannung verursachen.

Streß kann als positive Herausforderung oder als Bedrohung erlebt werden. Dies ist von den Streß verursachenden Faktoren, den Möglichkeiten und Fähigkeiten einer Person, Streß zu bewältigen, sowie von der Einwirkdauer abhängig. Im Extremfall kann Streß die psychische und körperliche Gesundheit beeinträchtigen. Unbewältigte Streßsituationen sind häufig die Ursachen psychosomatischer Beschwerden und Krankheiten.

Stressoren sind Reize oder Belastungen, mit denen der Mensch täglich konfrontiert ist. **Äußere Streßfaktoren** wirken im **Berufsleben** (z.B. Übernahme neuer Aufgabenbereiche, Beginn einer Ausbildung, Über- oder Unterforderung, Ärger mit Vorgesetzten,

Hetze, Lärm), im **Privatleben** (z.B. Partnerschaftskonflikte, Erziehungsprobleme) und durch **Umweltfaktoren** (z.B. Straßenverkehr, Abgase, Lärm, Umweltgifte) auf uns ein.
Innere Streßfaktoren sind z.B. überzogener Ehrgeiz oder unbewußte und daher unbewältigte Konflikte, die auch aus der Kindheit stammen können. Auch wenn bestimmte eigene Vorstellungen aufgrund widriger Umstände nicht verwirklicht werden können, entstehen Identitätsprobleme, Frustration und Streß. Äußere und innere Streßfaktoren beeinflussen sich nicht selten gegenseitig.

2.1.1 Eustreß und Disstreß

Allgemein ist zwischen Eustreß und Disstreß zu unterscheiden. Erlebter Streß kann mit positiven oder mit negativen Folgen einhergehen.
Eustreß ist ein **positiver Streß**, der für das Überleben der Menschheit und die Selbsterhaltung des einzelnen unentbehrlich ist. Das Wahrnehmen von Reizen und Gefahren aus der Um-

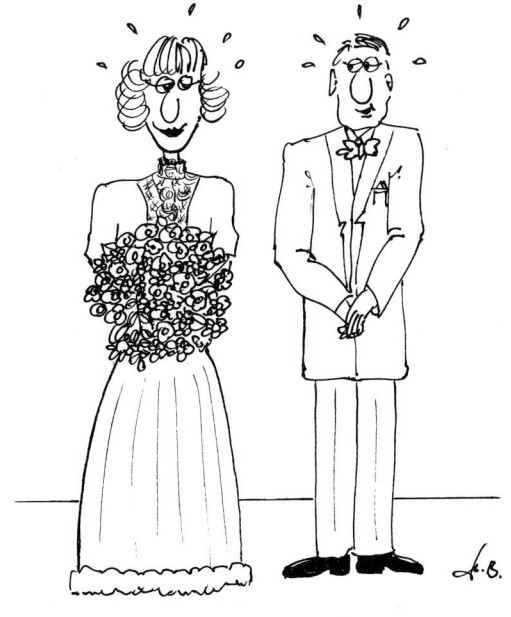

Eustreß

9

gebung sowie das Zusammenwirken von psychischen und physischen Funktionen sollen dem Individuum ermöglichen, sich den Umweltanforderungen zu stellen. Die Stressoren bewirken einen kurzen Alarmzustand des Organismus und eine vorübergehende **Aktivierung.** Dem folgt eine Erholungs- bzw. Entspannungsphase. Eustreß ist ein Wechselspiel von Arbeit/Leistung und Erholung/ Entspannung.

Disstreß ist ein **krankmachender Streß,** der zur Überforderung des Organismus oder der Psyche und deren Regulationsfähigkeiten führt. Auf den betroffenen Menschen wirken Streßreize ein, die er jedoch nicht adäquat verarbeiten oder bewältigen kann, da seine Verarbeitungskapazitäten erschöpft sind. Die Reizüberflutung versetzt Körper und Seele in einen **Daueralarm** (Übermaß an Belastung und Anspannung), während die Erholungs- und Entspannungsphasen nicht ausreichen oder ganz fehlen.

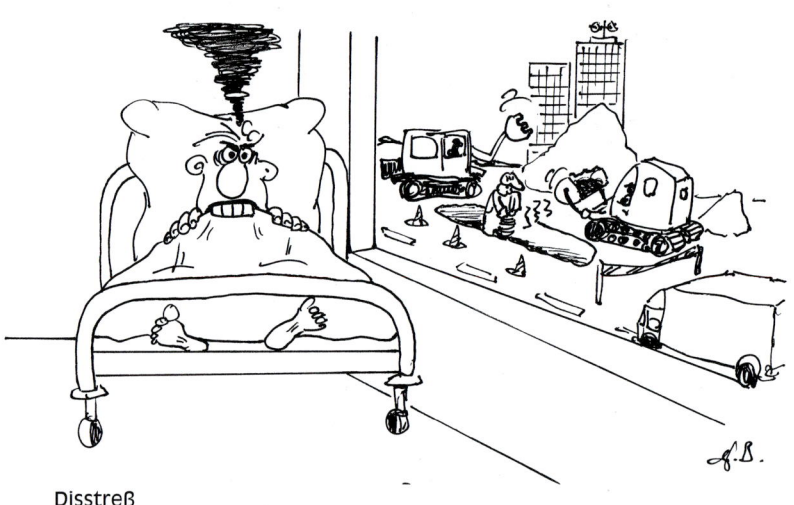

Disstreß

2.1.2 Physiologische Abläufe beim Streß

Nimmt der Mensch einen Streßreiz wahr, wird das naturgegebene Harmonieprinzip in Sekundenschnelle unterbrochen und der Organismus mobilisiert Energie für einen körperlichen Kraftakt, der im Ernstfall Verteidigung oder Flucht ermöglichen soll.

Streßreize bewirken in einem engen Zusammenspiel zwischen dem autonomen Nervensystem und den endokrinen Drüsen ein vermehrtes Ausschütten von Adrenalin und Noradrenalin. Diese Hormone haben direkt oder indirekt eine Wirkung auf:

– **Herz- und Kreislauf** (Pulsfrequenz- und Blutdrucksteigerung)
– **Stoffwechsel und glatte Muskulatur:** Bessere Durchblutung der Muskeln, abgebaute Fett- und Glykogenreserven versorgen die Muskeln mit Energie. Der Gehalt an freien Fettsäuren und Zucker im Blut erhöht sich. Der Muskeltonus nimmt zu.
– **Hypothalamus:** Dieser stimuliert die Hirnanhangsdrüse, die das Hormon ACTH ins Blut absondert, welches veranlaßt, daß die Nebennierenrinde ihre Kortikosteroide ausschüttet. Bei massivem und/oder längerem Disstreß mindert dies die Immunabwehr, die Funktion der Lymphknoten ist eingeschränkt.

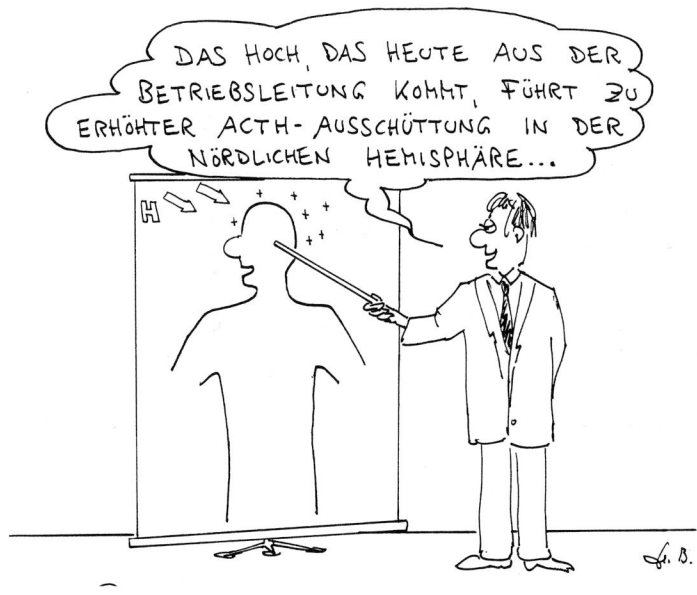

– **Transpiration:** Sie ist u.U. stark erhöht und häufig kombiniert mit Talgabsonderung. Für den prähistorischen Menschen war dies von überlebenswichtiger Bedeutung. Die Körperoberfläche wurde dadurch schlüpfrig und bei Auseinandersetzungen für den Feind schlecht greifbar, was Verletzungen vorbeugte.

– **Blutgerinnungssystem:** Die Gerinnungsbereitschaft ist erhöht, damit kann u.U. auch die Thrombosegefahr erhöht sein. Diese Reaktion ist einerseits sinnvoll, um bei Verletzungen ein rasches Verschließen der Wunde zu gewährleisten, andererseits birgt sie aber auch Gefahren.

Damit sich der Organismus auf die **körperliche Höchstleistung** vorbereiten kann, drosselt er gleichzeitig folgende Vorgänge:

– Denkfähigkeit
  (um die körperliche Reaktion nicht zu verzögern)
– Verdauung
– Potenz/Sexualfunktionen
– Eiweißabbau

Herausforderungen und Streß gehören zum Alltag. Wichtig ist nur, daß wir rechtzeitig erkennen, wenn die Streßbelastung unsere Anpassungsfähigkeit übersteigt **(overstress).** Ein bestimmtes Maß an Anregung und Anforderungen ist aber die Grundvoraussetzung für ein interessantes und abwechslungsreiches Leben. **Understress** führt zu einem Mangel an Selbstverwirklichungschancen und zu Monotonie (vgl. Selye 1981).

2.2 Streßkonzepte

Die arbeitspsychologische Streßforschung unterscheidet verschiedene Modelle bzw. Konzepte, mit denen das Phänomen Streß erklärt werden kann. Im folgenden werden das Belastungs- und Beanspruchungskonzept und das Belastungs- und Ressourcenkonzept kurz erläutert.

2.2.1 Belastungs- und Beanspruchungskonzept

Nach diesem Konzept führen Belastungen beim Menschen zu Beanspruchungen, die sich z.B. durch Pulsbeschleunigung, Blutdruckerhöhung und vermehrte Transpiration äußern. Die individuelle Beschaffenheit von **Organismus, Psyche und Persönlichkeit** beeinflußt dabei ganz entscheidend den **Grad der Belastbarkeit** des einzelnen Menschen. Jedes Individuum hat seine persönliche Beanspruchungs- und Belastbarkeitsgrenze.

Körperliche und psychische Anlagen sowie persönliche Einstellungen, wie Geschlecht, Körpergröße und -bau, Alter, Gesundheitszustand, Qualifikation, Einstellung zur Arbeit, Selbsteinschätzung, berufsbezogene Ängste und persönliche Arbeitsweise üben einen großen Einfluß auf die Streßbewältigung aus.

Das Konzept, das ursprünglich aus der Ingenieurwissenschaft stammt, leitet sich von der Bearbeitung materieller Gegenstände und deren Belastbarkeit und Beanspruchung ab. Übertragen auf die Arbeitswissenschaft legt es nahe, daß nicht jeder Mensch für jede Tätigkeit gleichermaßen geeignet ist. Aus dieser Einsicht entwickelten sich die vielfältigen **Eignungstests,** die die Auswahl geeigneter Arbeitnehmer erleichterten und damit einen möglichst produktiven Arbeitsprozeß mit hoher Anpassung an Abläufe und Strukturen gewährleisteten.

Merke

Nachteilig ist bei diesem Ansatz, daß der Mensch als ein **passives Wesen** angesehen wird, das auf Belastungen nur reagiert. Menschen sind aber aktive Individuen, die das Streßerleben, abhängig von Vorlieben und Bedürfnissen, mitbestimmen und sich selbst und ihre Umwelt ggf. mitverändern können.

2.2.2 Belastungs- und Ressourcenkonzept

Im Belastungs- und Ressourcenkonzept der Arbeitsstreßforschung wurden arbeitswissenschaftliche, psychologische und soziologische Ansätze kombiniert. Dabei wird davon ausgegangen, daß hohe Arbeitsanforderungen nicht grundsätzlich belastend wirken. Wenn ausreichend **interne Ressourcen** (etwa fachliche und psychosoziale Kompetenz) und genügend **externe Ressourcen** (z.B. Entscheidungs- und Handlungsspielräume, soziale Unterstützung) vorhanden sind, können gesteigerte Arbeitsanforderungen als positive Herausforderung erlebt werden.

In diesem Konzept wird gefordert, die vorhandenen Entscheidungs- und Handlungsspielräume in der täglichen Arbeit auszuschöpfen, um Gesundheit und Wohlbefinden zu fördern.

Belastungen werden vor allem aus einengenden Arbeitsbedingungen, beschränkten Handlungsspielräumen bzw. aus unklaren und widersprüchlichen Arbeitsaufträgen abgeleitet.

Merke

In diesem Konzept wird Streß prinzipiell als **eine zu bewältigende Aufgabe** gesehen. Der Mensch setzt sich demnach aktiv mit seiner Umwelt auseinander; er erlebt Streß nicht nur passiv, sondern agiert in der jeweiligen Arbeitssituation oder bei dem jeweiligen Ereignis und gestaltet so die Situation mit.

Arbeitssituationen und Ereignisse werden vor dem Hintergrund individueller Voraussetzungen bewertet und erst durch diese Bewertungsvorgänge als belastend oder unproblematisch eingestuft. Dem Bewertungsprozeß liegt die Vorstellung zugrunde, daß ein **Gleichgewicht** zwischen den **Erfordernissen der Arbeit** und der zur Bewältigung der Anforderungen nötigen **Anpassungsfähigkeit** bestehen sollte.

Streß entsteht demnach durch Ereignisse und Situationen, in denen innere und äußere Anforderungen (oder beide) die Anpassungsfähigkeit des Individuums übersteigen.

Das persönliche Abwägen zwischen Anforderungen und Bewältigung erfolgt in zwei Schritten, der **primären** und der **sekundären Bewertung:**

- In der primären Bewertung stuft der Mensch ein Ereignis bzw. eine Anforderung entweder als positiv, irrelevant oder als stresserregend ein.
- In einem zweiten Schritt, der sekundären Bewertung, setzt sich die betroffene Person mit den Bewältigungsmöglichkeiten auseinander.

Übersteigen die Anforderungen die Bewältigungsmöglichkeiten, erlebt und bewertet das Individuum sie als Disstreß.

2.2.3 Streßanfälligkeit

Bestimmte individuelle Einstellungen und Charaktereigenschaften können sich auf die Streßanfälligkeit einer Person auswirken. Merkmale eines **Streßtyps** sind (nach Eckardt 1995):

- starkes Bedürfnis nach Anerkennung
- Angst vor Kritik
- Wettbewerbshaltung: verhält sich latent feindselig, ist in Leistungssituationen gerne unabhängig

– ist bereit, sich zu verausgaben; ignoriert Entspannungs-
bedürfnisse
– ist sehr genau, gewissenhaft, planungsbedürftig; strebt
nach Perfektion
– fühlt sich häufig gehetzt, unter Zeitdruck
– ist ungeduldig, durch Störungen irritierbar
– ist sehr verantwortungsbewußt
– ist unfähig, sich beruflich zu distanzieren
– verfügt über eine ausgeprägte Bereitschaft, sich mit vorgegebenen und selbst gesetzten Zielen zu identifizieren

Je mehr diese Merkmale zutreffen, desto größer ist die Streßanfälligkeit.

Im folgenden wird die Problematik der Streßanfälligkeit anhand
von zwei Fallbeispielen zu Streßsituationen in der Pflegepraxis
veranschaulicht. Anhand der Fragen, die den Beispielen nach-
gestellt sind, sind die Unterschiede des Umgangs mit Streß leicht
nachzuvollziehen.

Beispiel

Beispiel 1: Michaela W., eine Krankenpflegeschülerin
am Ende des zweiten Ausbildungsjahres, wird auf einer
kardiologischen Station mit einer Überwachungseinheit
eingesetzt. Sie hat bisher keine konkrete Erfahrung in der
Pflege von Patienten mit Herzkrankheiten und auch der
Umgang mit den Überwachungsgeräten ist ihr völlig fremd.
Ihrer Kurskollegin gesteht sie, daß sie dieser Einsatz schon
vorab nervös macht, sie aber die gestellten Anforderungen
bewältigen möchte.
Einige Tage vor Dienstbeginn auf der neuen Station nimmt sie
sich ihren Leitfaden für die praktische Ausbildung zur Hand
und sichtet die Lernziele und Tätigkeiten, die für ihr neues
Aufgabengebiet bedeutsam sind. Sie vergleicht, welche sie bei
ihren bisherigen Einsätzen gesehen, unter Aufsicht/Anleitung
erledigt und welche sie selbständig ausgeführt hat. In diesem
Zusammenhang stellt sie Verbindungen zu bisher im Unterricht
behandelten Themen her.
In einem vorgegebenen Formblatt faßt sie die Tätigkeiten, auf
die sie sich während dieses Einsatzes besonders konzentrieren

muß, zusammen. Am Tag des Dienstantritts bespricht Kranken-pfleger Josef P., dem sie in der Überwachungseinheit zugeteilt ist, mit ihr die bisherigen Einsätze (Darstellung des gegenwär-tigen Lernstands) anhand des Leitfadens. Gegenstand des Gesprächs sind auch die stationsspezifischen Lernziele/Lern-inhalte sowie fachliche, organisatorische und menschliche Fragen. Der Krankenpfleger erklärt ihr die Funktion und die Bedienung der Überwachungsgeräte.

Fragen:

– Bewältigt Michaela die auf sie zukommenden Anforde-rungen nach dem Belastungs- und Ressourcenkonzept oder gleicht ihr Verhalten mehr dem Belastungs- und Beanspru-chungskonzept?
– Erlebt Michaela die Versetzung als Eustreß oder Disstreß?
– Welche positiven Erfahrungen erleichtern der Schülerin den Neuanfang auf dieser Station?

Beispiel

Beispiel 2: Helmut R., Krankenpflegeschüler im dritten Aus-bildungsjahr, steht ein Einsatz auf einer onkologischen Station bevor, auf der viele Krebskranke gepflegt werden. Helmut hat bereits im ersten Ausbildungsjahr auf einer chirurgischen Station Erfahrungen mit Krebskranken gesammelt. Vor knapp einem halben Jahr ist sein Vater im Alter von 48 Jahren an Magenkrebs gestorben. Helmut gerät in eine Sinnkrise, für ihn wird der Umgang mit Krebskranken zur Belastung. Die Ein-satzplanung von seiten der Krankenpflegeschule steht schon seit eineinhalb Jahren fest. Weil er sein vorgeschriebenes Stun-denkontingent für allgemeine Medizin und medizinische Fach-gebiete noch nicht ganz absolviert hat, teilt er seine Ängste und Befürchtungen der Schulleitung und seiner Klassenlehrerin nicht mit. Er meint, daß sie seine Ängste als Schwäche ver-stehen könnten und er für den Pflegeberuf als ungeeignet angesehen werden könnte.

Fragen:

– Verhält sich der Schüler in dieser Streßsituation agierend oder passiv?

– Wie schätzen Sie die auf den Schüler zukommenden
   Belastungen ein?
– Kann er unter diesen Umständen einen Lerneffekt erzielen?
– Können sich unter diesen Bedingungen Konflikte mit
   Patienten und Vorgesetzten ergeben?
– Wie würden Sie sich an Stelle des Schülers verhalten?

2.3 Stressoren im Pflegeberuf

Die Pflegekräfte sind in Krankenhäusern täglich mit einer
Vielzahl sozialer, technischer und organisatorischer Probleme
konfrontiert. Dies wird unter anderem dadurch begünstigt,
daß Fach- und Funktionsbereiche wechselseitig voneinander
abhängen und Überschneidungen der einzelnen Aufgabenbereiche keine Seltenheit darstellen. Die Arbeitsstrukturen sind
deshalb durch stets wechselnde Tätigkeiten und schwer vorher-
sehbare Arbeitsabläufe geprägt. Unregelmäßig anfallende Arbeitsspitzen, Zeitdruck, variierende Anforderungs- und Belastungssituationen sowie eine Vielzahl verschiedener Aufgaben, die zum
Teil aus Dienstleistungen für andere Abteilungen und Berufsgruppen im Krankenhaus bestehen, sind charakteristische
Bestandteile des Pflegeberufs.
Die **Hauptbelastungen im Pflegeberuf** sind auf folgende
Umstände zurückzuführen (Herschbach 1991):
– Notwendigkeit, sich auf unterschiedliche Dinge gleichzeitig zu
   konzentrieren
– diffuses Tätigkeitsprofil
– immenser Arbeitsumfang und Zeitdruck
– häufige Arbeitsunterbrechungen
– starke körperliche Beanspruchung
– psychische Betroffenheit durch Umgang mit Schwerkranken
– Probleme mit Ärzten, Vorgesetzten, Mitarbeitern
– schwierige Patienten und Angehörige
– wenig Erfolgserlebnisse und geringe öffentliche Anerkennung
Im folgenden werden Forschungsergebnisse bezüglich der Belastungssituationen im Pflegeberuf vorgestellt.
In der Studie von Herschbach (1991) wurde die Situation von
592 Pflegekräften in 54 verschiedenen Krankenhäusern in

Tab. 2-1 Belastungssituationen, ihre Intensität und Häufigkeit in 64 Arbeitssituationen im Pflegeberuf.

	Intensität (0 bis 5)	Häufigkeit (% Ja-Antworten)
Strukturelle Bedingungen		
▸ beengte Verhältnisse in den Krankenzimmern	2,1	69
▸ Telefon klingelt zu oft	3,7	96
▸ Unterbezahlung	3,2	87
▸ Arbeit ist körperlich anstrengend	3,0	90
▸ zu wenig Zeit, um auf die Patienten einzugehen	3,3	87
▸ Zeitdruck	3,3	90
▸ keine Einzelzimmer für Sterbende	2,3	61
▸ kein Raum für Gespräche mit Kollegen	1,8	53
▸ unklare Arbeitszuständigkeiten	2,3	79
▸ unangemessene Lebensverlängerung Sterbender	3,3	83
▸ kein Aufenthaltsraum für Patienten	1,1	38
▸ Unterbrechung persönlicher Patientengespräche	3,1	90
▸ Störung durch Besuche Angehöriger	1,2	58
▸ zu viele Büroarbeiten	2,6	78
Mitleid		
▸ Miterleben von langem Krankheitsprozeß	3,7	95
▸ Tod eines Patienten in Abwesenheit	2,9	91
▸ Betroffenheit durch weinende Patienten	2,8	91
▸ an Kinder unheilbar Kranker denken müssen	2,8	86
▸ beim Einschlafen an Patientenprobleme denken	2,6	87
▸ unrealistische Heilungserwartungen	2,8	89
▸ mangelnde Unterstützung durch Angehörige	3,2	95
▸ Patienten erinnern an nahestehende Personen	1,8	66
▸ klammernde Patienten	2,2	86
▸ Tod mehrerer Patienten gleichzeitig	2,8	80
▸ Enttäuschung über die Grenzen der Medizin	1,8	64
▸ Fragen nach dem Nutzen der eigenen Arbeit	2,3	70
Unbequeme Patienten		
▸ mißtrauische Angehörige	2,0	80
▸ ablehnende Patienten	1,1	57
▸ ablehnende Angehörige	0,9	51
▸ Überprüfende Patienten	1,7	82
▸ wenig motivierte Patienten	2,1	87
▸ Nichteinhalten therapeutischer Vereinbarungen	2,3	92
▸ vorwurfsvolle Patienten	2,5	87
▸ aggressive Patienten	2,8	95
▸ verschlossene Patienten	1,9	82
▸ weinende Patienten	1,2	59
▸ schwierige sprachliche Verständigung mit Patienten	1,8	85
▸ mangelnde eigene Einfühlung	1,6	61

Fortsetzung ▷

	Intensität (0 bis 5)	Häufigkeit (% Ja-Antworten)
Beruf/Privatleben		
▸ Belastung von Privatkontakten durch unregelmäßige Dienstzeit	2,5	77
▸ Einschränkung von Privatkontakten durch Arbeitsumfang	2,8	84
▸ private Krisen durch Arbeitssituation	2,2	68
▸ Wochenenddienste	1,7	58
▸ Nachtdienste	1,5	44
Probleme mit Kollegen		
▸ mangelnder Entscheidungsfreiraum	0,8	34
▸ mangelnde Anerkennung von Vorgesetzten bekommen	1,6	59
▸ mangelnder emotionaler Austausch mit Kollegen	0,7	32
▸ zu wenig Abwechslung in der Arbeit	0,8	36
▸ unterfordernde Tätigkeiten	1,6	56
▸ Ärger mit Kollegen	1,1	49
Spezielle Patientenprobleme		
▸ Patienten rufen wegen Kleinigkeiten	2,1	81
▸ Patienten spielen Pflegepersonal gegeneinander aus	3,0	89
▸ Angehörigen Tod des Patienten mitteilen	2,0	64
▸ Angst, Fehler zu machen	2,0	72
▸ Patienten für belastende Therapien motivieren	1,5	60
▸ körperlicher Verfall/Verlust der Haare bei Patienten	2,4	85
▸ Infektionsangst	1,3	60
Spezielle Probleme mit Mitarbeitern		
▸ Fehler anderer ausbaden	2,1	80
▸ Ärzte berücksichtigen Vorschläge zur Pflege nicht	1,4	57
▸ Ärzte kümmern sich zu wenig um Patienten	2,8	81
▸ Kritik der Ärzte vor Patienten	1,0	40
▸ Beantwortung von ärztlichen Fragen	3,2	97
▸ unzureichende Schmerzbehandlung	2,1	64
▸ Ärzte-Schwestern: Konflikte über Therapiekonzepte	2,0	74
▸ mangelnde Einfühlung von Kollegen	2,0	71

Bayern und Baden-Württemberg untersucht. Das Augenmerk richtete sich auf 64 mögliche Belastungssituationen (Tab. 2-1). In der ersten Spalte der Tabelle sind die Belastungssituationen aufgeführt, die zweite Spalte (Zahlenreihe) gibt die Intensität der Belastungen an, die die einzelnen Situationen verursachen (0 bedeutet keine Belastung, 5 bedeutet sehr starke Belastung). Die rechte Spalte gibt in Prozent Auskunft über die Häufigkeit der Ja-Antworten.

Nach den Ergebnissen dieser Studie wurden die **stärksten Belastungen** durch **strukturell-organisatorische Bedingungen** und **emotionale Überforderung** hervorgerufen, Probleme mit Patienten und Kollegen erwiesen sich dagegen als weniger schwerwiegend. Die in der Umfrage angesprochenen Problemfelder und Situationen empfanden durchschnittlich 73% der Befragten als belastend.

Im weiteren Verlauf dieses Kapitels wird besonders auf diejenigen Stressoren im Pflegeberuf Bezug genommen, die sich aus Über- und Unterforderung, strukturellen Unzulänglichkeiten, unregelmäßigen Dienstzeiten, sozialen Beeinträchtigungen und organisatorischen Besonderheiten ergeben.

2.3.1 Leistungsstressoren

Hierzu zählen sowohl **Über-** als auch **Unterforderung** (vgl. Tab. 2-2). Als Bewertungskriterium gilt die Dimension der **Arbeitsmenge** bzw. der **Arbeitsqualität.**

Überforderung

Eine österreichische Studie aus dem Jahr 1990 ergab, daß sich 38% der Krankenschwestern/Krankenpfleger in ihrer Arbeit überlastet und überanstrengt fühlten. 85% der 937 Befragten sprachen von einer starken Ausweitung des Arbeitsumfangs und -tempos innerhalb der zurückliegenden Jahre (Meggeneder 1992).

Tab. 2-2 Beispiele von Leistungsstressoren.

Dimension	Überforderung	Unterforderung
Qualitativ	– Verantwortungsdruck – komplizierte Arbeits- abläufe – Improvisation – unklare Anweisungen – zuwenig Routine – fehlende Qualifikation	– zu wenig Abwechslung – Überqualifikation
Quantitativ	– Zeitdruck – Personalmangel – hohes Pflegeaufkommen	– zu geringes Pflegeaufkommen – Langeweile

Beispiele von **Überforderung während der Ausbildung:**
Die Beispiele stammen aus einer schriftlichen Befragung, die
an einer Krankenpflegeschule in Bayern durchgeführt wurde
(Kristel 1996).
- Verantwortungsdruck, Unterqualifikation
- Spingertätigkeit (häufiger Wechsel zwischen den Pflege-
  bereichen), wodurch zielorientiertes Lernen verhindert wird
- Ausübung bisher theoretisch und/oder praktisch unbe-
  kannter Tätigkeiten, wodurch Unsicherheit und Gewissens-
  konflikte entstehen können
- häufige Handlungsunterbrechungen
- Kluft zwischen Theorie und Praxis

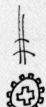

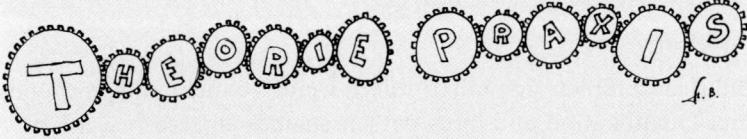

- Zusammentreffen hoher Schulanforderungen und hektischer
  Stationsarbeit
- Mangelhafte Integration in das Stationsteam
- Patienten, die Schüler als „Mädchen für alles" sehen

Beispiele von **Überforderung des examinierten Pflegepersonals:**
- zu hohe Arbeitsdichte, zuwenig Personal, zuviele pflege-
  intensive Patienten
- zuwenig Zeit, Schüler anzuleiten
- zuwenig Zeit für die eigentliche Pflege der Patienten
  (durch Administration, Assistenz, Arztvisiten)
- zuviele Unterbrechungen von Pflegehandlungen
- mangelndes aktuelles Wissen
- Pflegekräfte, die nach längerem Ausscheiden wieder in den
  Dienst treten und nicht systematisch eingearbeitet werden
  (Wissensrückstand)

– alleine im Nachtdienst auf einer Station
– Notfälle, die bis zum Eintreffen des Arztes versorgt werden müssen
– Übernahme der Tätigkeiten anderer Berufsgruppen, z.B. der Physiotherapeuten und Diätassistenten, besonders an Wochenenden

Sonstige Beipiele von **Überforderung (Schüler und examiniertes Pflegepersonal):**
– Umgang mit gesundheitsgefährdenden Stoffen, die z.B. toxisch wirken oder Allergien auslösen können
– Ekelgefühle (z.B. Umgang mit infektiösen Patienten sowie mit deren Ausscheidungen)
– starke physische Belastungen (häufiges schweres Heben und Tragen), hohes Arbeitstempo
– permanente psychische Belastungen (Konfrontation mit Tod und Sterben, Betreuung verwirrter Patienten oder schwer chronisch Kranker)
– ständige Überbelegung

Unterforderung

Mitarbeiter fühlen sich unterfordert, wenn sie nicht entsprechend ihrer Qualifikation und ihres Wissensstandes eingesetzt werden. Sie haben das Gefühl, nicht ernstgenommen zu werden.

Beispiel

Beispiele von **Unterforderung während der Ausbildung:**
– übermäßige Ausübung von Praktikanten- und Putztätigkeiten (Botendienste, Schreiben von Essenskarten)
– keine oder unzureichende Anleitung im Praxiseinsatz
– keine Berücksichtigung der bisherigen Kenntnisse bei der Unterweisung

Beispiele von **Unterforderung des examinierten Pflegepersonals:**
– Tätigkeiten, die nicht der Qualifikation entsprechen (z.B. Reinigungs- und Haushaltsarbeiten)
– monotone Tätigkeiten
– geringe Eigenverantwortung trotz hohen Fachwissens und Könnens
– Übergehen qualifizierter Kräfte bei Entscheidungen

Die **Folgen von Unter- und Überforderung** können sein:
– Nachlassen von Leistung und Motivation
– Langeweile, Unzufriedenheit, Unaufmerksamkeit
– Patienten bekommen Unzufriedenheit, schlechte Laune zu spüren
– Gefühl von Unfähigkeit und Überflüssigkeit, wodurch sich auch das Verhältnis zu Kollegen verschlechtern kann
– vermehrte Absenztage
– Sucht, evtl. Ersatzbefriedigung im Alkohol, Rauchen usw.
  In Herschbachs Untersuchung (1991) gaben 6,6% der Pflegekräfte an, daß sie „regelmäßig mehr Alkohol trinken, als ihnen guttut". Diese Zahlen liegen höher als der Durchschnittswert der bundesdeutschen Bevölkerung (die Studie liefert darüber hinaus Anhaltspunkte dafür, daß problematische Arbeitsbedingungen das Trinkverhalten beeinflussen. 15,5% der befragten Pflegepersonen äußerten Trinkgewohnheiten im Zusammenhang mit besonderen Belastungen).
– Berufs- oder Arbeitgeberwechsel

2.3.2 Strukturell bedingte Stressoren

Strukturelle Unzulänglichkeiten stellen im Pflegeberuf einen beachtlichen Streßfaktor dar. Hier sollen die wichtigsten Problembereiche benannt werden.

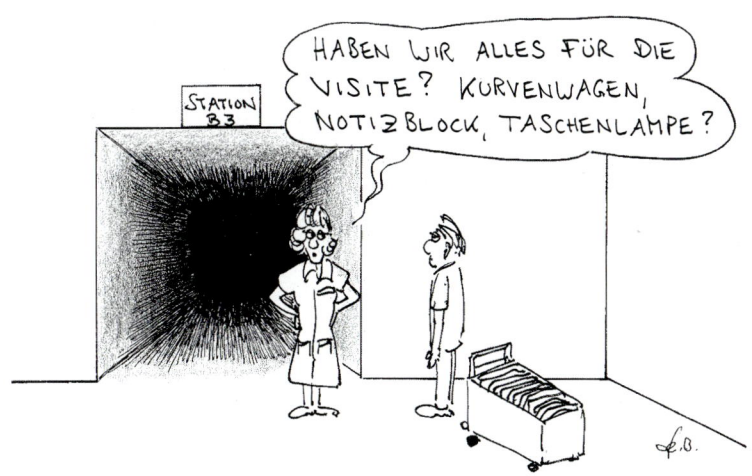

▶ **Platzprobleme und mangelhafte Raumausstattung**
   – Räume für Patienten und Personal: zu klein/groß, zu eng,
     schlecht klimatisiert, qualitativ unzureichend ausgestattet
   – Belegung des Stationsganges mit Betten (Behinderung des
     Stationsbetriebs z.B. beim Fahren von Betten, Rollstühlen)
   – zu dunkle, monotone Räume, wenig oder kein Tageslicht
   – unfreundliche Wandfarben
   – überfüllte Stationen

▶ **Organisatorisch bedingte Stressoren.** Ungünstige organisatorische und konzeptionelle Rahmenbedingungen gelten als
massive Streßverursacher. Diese können sein:
   – **Funktionale Pflege** anstelle nicht-arbeitsteiliger Pflegeorga-
     nisation (Bezugspflege, Gruppenpflege, primary nursing).
     Die Funktionspflege engt den eigenen Gestaltungsspielraum
     ein und ist daher als potentieller Streßfaktor anzusehen.
   – **Personalbetreuung:** zuwenig (adäquate) Fort- und Weiter-
     bildungen, unzureichende Aufstiegsmöglichkeiten, unzu-
     reichende Angebote zur Streß- und Konfliktbewältigung
     (vgl. Kap. 4.2)
   – **Personalmangel,** unzureichender Stellenplan: Personal-
     mangel hat Überstunden zur Folge. Mehr als die Hälfte der
     Pflegekräfte leistet Überstunden, dabei sind mehr als zehn
     Überstunden monatlich nicht selten (Bartholomeyczik
     1991). Die Untersuchung von Herschbach (1991) ergab,
     daß im Mittel 12,4 Überstunden pro Monat geleistet
     werden. Zu häufige Überstunden wirken sich negativ aus,
     die Fehlerquote und die Anzahl der Unfälle während der
     Arbeit erhöhen sich.Wenn Schüler wegen Blockunterricht
     oder Studientagen ausfallen, entsteht wegen eines knapp
     berechneten Stellenplans auf einigen Stationen eine Perso-
     nallücke, evtl. kommt es auch zu einer Verschlechterung der
     Patientenversorgung.
   – **Dienstplan:** z.B. ungeplante Vertretungseinsätze, Urlaubs-
     unterbrechung, kein Freizeitausgleich für Überstunden
   – **Arztvisiten:** unregelmäßig, zeitaufwendig
   – häufige **Unterbrechung der Pflegearbeiten** durch Unter-
     suchungen, Aufträge der Stationsleitung, zusätzliche Arbeits-
     belastung durch Absage angemeldeter Untersuchungen,
     ständig läutendes Telefon.

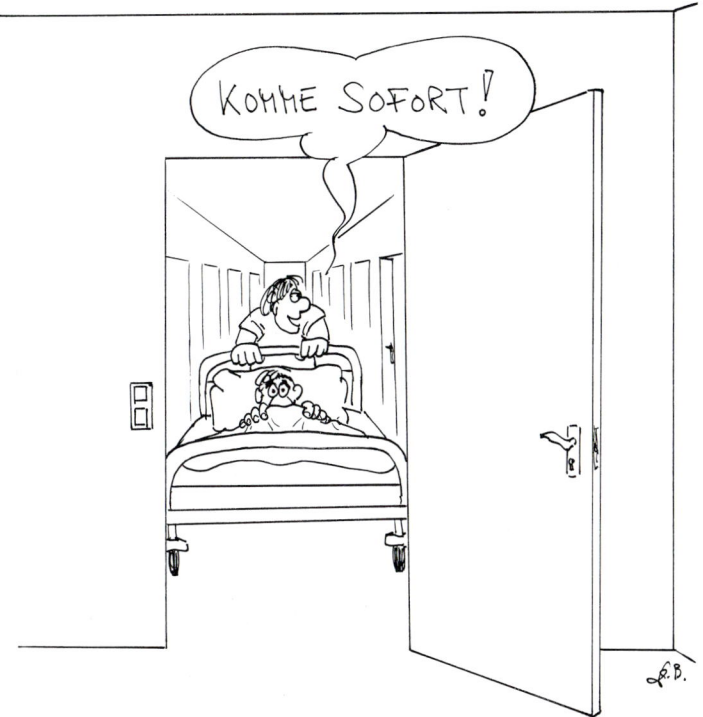

▶ **Technisch bedingte Stressoren,** z.B. häufige Defekte an
Geräten, Aufzügen, Unebenheiten zwischen Flur und Aufzügen,
schwer fahrbare, schwer bedienbare Betten

▶ **Physisch bedingte Stressoren,** z.B. schwere oder schwer bedienbare Geräte, Baulärm, unangenehme Gerüche, schweres Heben
und Tragen, weite Entfernungen
Häufig fehlen geeignete Geräte und Hilfsmittel zur Unterstützung rückenschonenden Arbeitens (vgl. Kap. 4.1.3.1) oder der
Einsatz solcher Hilfsmittel wird zuwenig forciert (Information
fehlt). Unter Zeitdruck werden bestimmte Tätigkeiten ohne entlastende Geräte und Arbeitstechniken ausgeführt, da sie auf
diese Weise schneller zu erledigen sind.

2.3.3 Dienstzeiten als Belastungsfaktor

Von **Schichtarbeit** ist die Rede, wenn die Arbeitszeit regelmäßig
von der tageszeitlichen Lage und/oder der Verteilung auf die
Wochentage von der Normalarbeitszeit abweicht. Normal-

arbeitszeit ist die Arbeitszeit zwischen 7 Uhr und 17 Uhr. Diese Definition beeinhaltet auch Formen von Schichtarbeit, die nicht einem Wechsel unterliegen, z.B. Dauernachtdienst oder Dauerspätschicht.

Wechselschicht heißt, wenn zwischen mindestens zwei Schichten gewechselt wird, von denen mindestens eine das Merkmal von Schichtarbeit besitzt. Neben dem (Wechsel-) Schichtdienst leisten viele Pflegekräfte Nachtarbeit, Wochenend- und Feiertagsarbeit. Schicht-, Nacht- und Wochenenddienst gelten als nicht attraktive Dienstzeiten. Mehr als ein Drittel, vielerorts zwei Drittel der Pflegekräfte absolvieren regelmäßig Nachtdienst, manche arbeiten sogar nur nachts (Bartholomeyczik 1991). Es sind überwiegend Frauen, die Dauernachtdienst leisten, da sie so ihre familiären Aufgaben mit beruflicher Arbeit koordinieren können.

In einer Untersuchung des Universitätsklinikums Göttingen wurde nachgewiesen, daß Pflegekräfte, die in **unregelmäßiger Schichtfolge** arbeiten, explizit mehr physisch-psychische Beschwerden aufweisen als jene mit einem regelmäßigen wöchentlichen oder zweitägigen Rhythmus (Fuchs et al. 1987). Auch das Leben in der Familie und in der Gesellschaft erfährt Einschränkungen.

Eine österreichische Studie zeigt, daß über die Hälfte der Pflegepersonen, die im Schichtdienst arbeiten, sich in ihrem Familienleben beeinträchtigt fühlen (Prager 1996). Gemeinschaftliche Unternehmungen innerhalb einer Familie beanspruchen übereinstimmende Zeitfonds der Familienmitglieder. Wechselschichtdienst, Nachtarbeit, Arbeit an Wochenenden und Feiertagen beeinträchtigen oft die sozialen Beziehungen.

Außerfamiliäre Kontakte finden meist an Abenden und an Sonn- und Feiertagen statt. Der Schichtdienst erschwert die Möglichkeit, mit Freunden und Bekannten gemeinsame Termine zu vereinbaren. Nicht wenige Schichtdienstleistende ändern im Laufe der Zeit ihr Kontaktverhalten: sie pflegen alte Freundschaften nur unzureichend oder knüpfen keine neuen Kontakte.

Auch im gesellschaftlichen Leben finden die Aktivitäten meist zwischen 18 Uhr und 22 Uhr statt. Wechselnde Dienstzeiten erschweren in hohem Maß eine regelmäßige Teilnahme an Ereignissen im gesellschaftlichen Bereich.

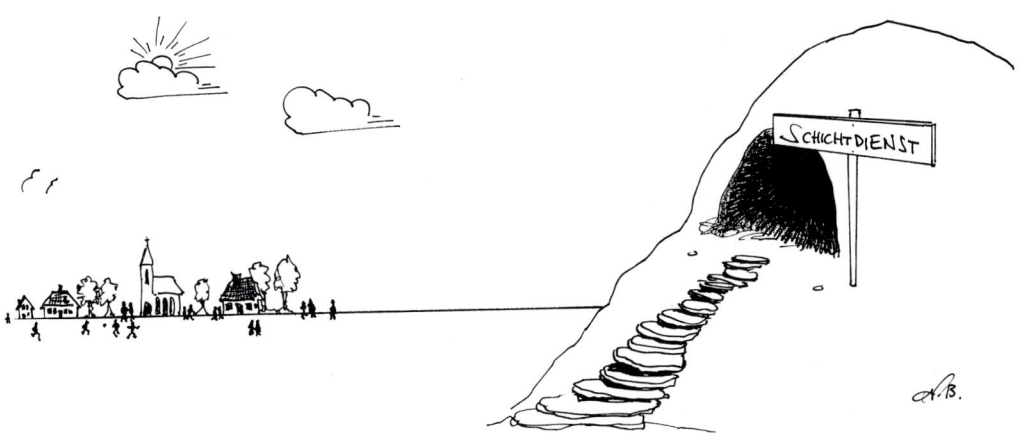

Bauer (1993) hat in ihrer Studie über die Auswirkungen des Beginns der Frühschicht um 6 Uhr herausgefunden, daß fast alle befragten Pflegekräfte das frühe Aufstehen (zwischen 4.15 Uhr und 5.30 Uhr) als Belastung erleben. Darüber hinaus könne der verbleibende freie Nachmittag nach einer Frühschicht nicht als Belohnung für das frühe Arbeiten angesehen werden, weil die meisten der frühschichtleistenden Pflegepersonen zu müde und erschöpft seien, „um den Nachmittag sinnvoll zu verbringen" (Bauer 1993).

Die folgende Aufzählung stellt die wichtigsten **Auswirkungen der verschiedenen Dienstzeiten** dar:

▶ **Wechselschichtdienst**
  – bei Übergang von Spät- auf Frühdienst bleibt nur wenig Ruhe-/Schlafenszeit
  – Schlafstörungen
  – permanente Anspannung
  – vegetative Störungen: Nervosität, Gereiztheit, Aggressivität
  – Probleme der Versorgung und Unterbringung der Kinder

▶ **Nachtdienst**
  – Beeinträchtigungen der Leistungen
  – Schlafstörungen
  – Eßstörungen

27

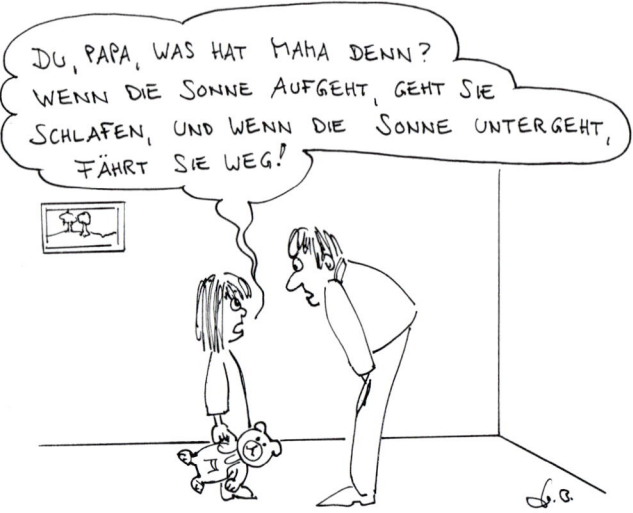

– Ängste, Entscheidungen alleine fällen zu müssen
– familiäre Belastungen

2.3.4 Soziale Stressoren

Der Kontakt zu anderen Menschen ist ein wichtiges
Motiv für die Ergreifung eines helfenden Berufes. Doch wirft
gerade der zwischenmenschliche Bereich häufig auch Probleme
auf, die nicht selten zu sozialem Streß führen. Dieser kann durch
ein schlechtes Betriebsklima, Konflikte mit Kollegen und Problemen mit Vorgesetzten entstehen, häufig ist der tägliche **Kontakt zu schwerkranken Menschen** und deren Angehörigen auch
der Auslöser für Streß. Weiterhin können unterschiedliche Erwartungen einzelner Interaktionspartner (z.B. Arzt und Patient) und
die Unvereinbarkeit verschiedener Rollen (z.B. Mutter und Krankenschwester) Streßreaktionen hervorrufen.

2.3.4.1 Rollenkonflikte

Jede Position ist in unserer Gesellschaft mit bestimmten festge-
legten Erwartungen verknüpft, die an den Positionsinhaber
gestellt werden. Die Gesamtheit dieser Erwartungen wird als Rolle
bezeichnet. Normalerweie ist eine Person immer Träger mehrerer
Rollen (z.B. die Rolle der Krankenschwester, die der Mutter, Ehe-

frau, Vereinsvorsitzenden). Rollenkonflikte entstehen zum einen, wenn innerhalb einer Rolle gegensätzliche Erwartungen an den Rolleninhaber gestellt werden. Dieser Konflikt wird als **Intrarollenkonflikt** bezeichnet. An die Rolle einer Pflegekraft können von seiten der Ärzte, Patienten, Patientenangehörigen und Kollegen jeweils unterschiedliche Erwartungen gerichtet werden, die nur schwer zu vereinbaren sind. Besonders kommt dies im Umgang mit schwerkranken oder sterbenden Patienten zum Tragen. Während der Patient und dessen Angehörige erwarten, daß sich die Pflegekraft in dieser schweren Zeit intensiv um den Patienten kümmert, verlangen Ärzte und Kollegen möglicherweise, daß die Pflegekraft ihr Kontingent an Aufgaben möglichst rasch erledigt, da alle unter großem Zeitdruck arbeiten müssen (z.B. weil ein Notfall aufgenommen wurde).

Sind die Erwartungen verschiedener Rollen nicht miteinander vereinbar, so spricht man von **Interrollenkonflikten.** Im Falle der Krankenpflege ist hier besonders an die Unvereinbarkeit von beruflicher und familiärer Rolle zu denken, die sich hauptsächlich aus den unregelmäßigen Arbeitszeiten ergibt.

Das tradierte Rollenbild der Krankenschwester und damit das Bild des Pflegeberufs spiegelt sich auch heute noch in den Erwartungen von Patienten, Angehörigen, Ärzten, der Verwaltung und der Gesellschaft. Folgende Eigenschaften und Verhaltensweisen werden erwartet (Hornung/Lächler 1986):

- Ruhe, Ausgeglichenheit, Geduld, Freundlichkeit, Verständnis, Selbstlosigkeit, Pflichtbewußtsein, körperliche und seelische Belastbarkeit
- von seiten des Patienten: Zuwendung, Wahrnehmung seiner Bedürfnisse, Interessenvertretung gegenüber dem Arzt und den Angehörigen
- von seiten der Auszubildenden: hohe Fach- und Sozialkompetenz, Vorbildfunktion, pädagogisches Wissen, Verständnis, menschliche Zuwendung
- von seiten der Ärzte: exakte Ausführung der Anordnungen, Unterscheidung zwischen unwichtigen und wichtigen Symptomen, Mitteilen nur der relevanten Beobachtungen
- schnelles und reibungsloses Erledigen aller administrativen und organisatorischen Aufgaben einer Station

Diese beispielhafte Aufzählung zeigt, wie komplex die Erwar-

tungen an die berufliche Rolle der Pflegekräfte sind. Rollenkonfusion ist vorprogrammiert. Auf Dauer kann dies Unzufriedenheit
und schlechtes Gewissen erzeugen. Können Rollenkonflikte und
Rollenkonfusion nicht bewältigt werden, entscheiden sich Pflegekräfte häufig, ihren Beruf nach wenigen Jahren aufzugeben.

2.3.4.2 Kompetenz- und Kooperationsschwierigkeiten

Güntert, Orendi und Weyermann (1989) haben in einer
Schweizer Studie herausgefunden, daß 54% der Pflegekräfte mit
der Zusammenarbeit mit der Ärzteschaft zufrieden sind, die
Zusammenarbeit mit der Verwaltung und anderen Bereichen
stuften nur 41% der Befragten als zufriedenstellend ein.
Nach Widmer (1988) stammen 30 bis 40% der Stressoren, die
die Arbeitszufriedenheit in der Pflege beeinflussen, aus einer
inadäquaten Führung und Organisation (**„Hierarchiestreß"**).
Widmer betont, daß der eigentlich größere Stressor „Patient und
Ethik", ausgenommen in der Psychiatrie, keine wesentliche Unzufriedenheit und Resignation auslöst, was in den hierarchischen
und interdisziplinären Beziehungen zur Ärzteschaft und der Verwaltung nicht gerade festgestellt werden konnte.
Anliker (1990) stellt berechtigterweise fest, daß der Bereich
Krankenhausorganisation deshalb die meisten Belastungen beim
Pflegepersonal hervorruft, weil der zahlenmäßig größte Berufs-
zweig der Pflegekräfte paradoxerweise in der Klinikleitung nur
relativ geringen Einfluß hat und in der Organisationsstruktur nur
peripher vertreten ist.
Der Pflegeberuf ist insbesondere aufgrund berufspolitischer Entwicklungen des Arztberufs dem ärztlichen Dienst nach wie vor
weitgehend kompetenzmäßig und arbeitsorganisatorisch zuge-
ordnet (Zettel 1982). In der Mitte des 19. Jahrhunderts bildeten
die Ärzte den ärztlichen „Einheitsstand". Die Einheit des Arztbe-
rufes war die Voraussetzung dafür, daß er sich in den Mittelpunkt
des medizinischen Berufsfeldes stellen und andere Heilberufe
nach- und unterordnen konnte.
Die Ärzte, die die Ausbildung der Krankenschwestern nach ihren
Vorstellungen übernahmen, bedienten sich zur Disziplinierung
des Pflegepersonals der Wirkung moralischer Appelle.
Die ursprünglich aus der christlich-kirchlichen Tradition stam-
menden Ideale verlangten von den Schwestern und Pflegern

Eigenschaften wie Selbstlosigkeit, Pflichttreue, Aufopferung, Folgsamkeit, Seelengröße, Stärke und Güte. **Diese Idealisierung des Pflegeberufs** hatte Folgen (die sich bis heute auf das Berufsverständnis auswirken), z.B.:

– **Disziplinierung** des Pflegepersonals. Die Verinnerlichung der Ideale führte zu der Entwicklung eines strengen, unnachgiebigen Über-Ichs. Das Pflegepersonal setzt sich deshalb selbst unter Druck, die geforderten Ideale zu erfüllen. Die Ärzte konnten sich somit der Disziplin der Pflegekräfte – auch ohne Kontrolle – sicher sein.

– **Akzeptanz der Fremdbestimmtheit** des Pflegeberufs, da Gehorsam als Ideal galt.

Die beruflichen Traditionen sowie gesetzliche Maßnahmen haben für den Pflegeberuf keine **Vorbehaltsaufgaben** vorgesehen, denn die Anordnung pflegerischer Tätigkeiten liegt nach geltendem Recht fast ausschließlich beim Arzt. Im Krankenpflegegesetz von 1985 fehlt eine genaue Tätigkeitsbeschreibung für die Krankenpflegeberufe. Eine Tätigkeitsbeschreibung für Krankenschwestern und -pfleger findet sich im Europäischen Übereinkommen über die theoretische und praktische Ausbildung. Allerdings ist die Frage nach unmittelbarer Geltung oder bloßer Empfehlung offen (Heinze/Jung 1989).

Die Ausbildungs- und Prüfungsverordnung für Krankenpflegeschüler von 1985 umgrenzt zwar das Tätigkeitsfeld für Krankenpflegepersonal, nach Stellungnahmen von Juristen wie Heinze und Jung können die darin enthaltenen Beschreibungen jedoch nur als Empfehlungen betrachtet werden, da die Ausführungen allgemein und unbestimmt gehalten sind. Nach Heinze lassen sich darin keine Kriterien dafür finden, ob eine bestimmte Tätigkeit aus dem Gebiet der Krankenpflege und der ärztlichen Versorgung im Einzelfall primär dem Aufgabenbereich des Krankenpflegepersonals zufällt und deshalb ausschließlich für den Kompetenzbereich der Krankenschwester bzw. des Krankenpflegers bestimmt ist.

Diese **berufliche Fremdbestimmtheit,** die durch fehlende oder unbestimmte Kompetenzen verursacht wird, führt zu Unzufriedenheit, niedrigem Selbstwertgefühl und bedingt einen Mangel an Anerkennung und Selbstbestätigung bei den Pflegenden.

2.3.4.3 Hierarchie und sonstige soziale Stressoren

Der Streß, der durch ausgeprägte und starre Hierarchiestrukturen entsteht, spielt bei Pflegekräften eine nicht unbedeutende Rolle. Im Krankenhaus arbeiten mehrere Berufsgruppen mit hohem sozialem Status und Einkommen, der **eigene soziale Status** der Pflegekräfte wird dagegen als relativ niedrig erlebt.

Im folgenden sind weitere Beispiele sozialer Stressoren aufgeführt:

Beispiel

▶ Probleme mit Vorgesetzten:
– zu wenig Eigenverantwortung und Tätigkeitsspielraum
– unkorrektes Verhalten Vorgesetzter
– mangelnde Anerkennung
– sexuelle Belästigung
▶ Probleme mit Mitarbeitern:
– unkonstruktive Kritik
– unkollegiales Verhalten
▶ Probleme mit Patienten:
– psychische Belastung durch schwerkranke oder sterbende Patienten und deren Angehörige
– sexuelle Belästigung
– Nörgeleien
– Antipathie

2.3.4.4 Thema Mobbing

Mobbing ist ein wichtiger sozialer Stressor, dessen Bedeutung auch im Pflegeberuf zunimmt und der häufig unterschätzt oder nicht ernstgenommen wird.

Unter Mobbing (to mob = engl., jemanden anpöbeln, über jemanden herfallen) versteht man einen systematischen Angriff auf jemanden über einen längeren Zeitraum. Im Gegensatz zu kurzfristigen Schikanen handelt es sich hier um **geplante Aktionen und Intrigen.** Mobbing hat viele Gesichter. Bei den einzelnen Vorfällen kann es sich um Kleinigkeiten handeln wie Stirnrunzeln, abschätzende Blicke, Schweigen und spitze Bemerkungen oder um offene Aggression wie Anschreien oder Androhen von Gewalt. Besonders tückisch sind versteckte

Mobbingaktionen, die nicht direkt als solche erkennbar sind. Hierzu zählen etwa Arbeitsaufträge, die nicht zu bewältigen sind oder die den Mitarbeiter deutlich unterfordern. Auch das Verstecken oder Vernichten von Arbeitsunterlagen und -materialien ist eine Form von Psychoterror bzw. Mobbing am Arbeitsplatz.

Wie entwickelt sich Mobbing?

Die Ursache liegt meist in einem Konflikt, der nicht gelöst oder offen ausgetragen wird. Die verbleibenden Spannungen verdichten sich, Frustration und Verstimmung entsteht. Bewußt oder unbewußt wird der Streß, der dadurch entsteht, in Form von Aggression an einem meist schwächeren Mitarbeiter abreagiert. Dieser hat dann die **Sündenbockfunktion.** Ist diese Phase erreicht, ist jemand gefunden, der immer schuld hat, ist ein Feindbild vorhanden, wird die weitere Entwicklung zum Selbstläufer. Gerüchte entwickeln sich. Und auch offene, deutliche Aktionen und Aggressionen richten sich gegen den Leidtragenden, das Mobbing-Opfer. Der Druck, der auf ihn ausgeübt wird, bedeutet für ihn ein hoher Streßfaktor. Opfer von Mobbing zu werden, kommt für viele überraschend. Die Unterstützung der Gruppe fehlt, Bewältigungsstrategien müssen erst entwickelt werden. Häufig geraten die Betroffenen in eine Verteidigungsposition, haben das Gefühl, sich rechtfertigen zu müssen. Die Folgen für den Betroffenen sind häufig psychovegetative Beschwerden, Konzentrationsstörungen und Depressionen (vgl. Kap. 3.1).

Wodurch wird Mobbing begünstigt?

Die meisten der in Kapitel 2.3 bereits genannten Stressoren spielen bei der Entstehung von Mobbing eine Rolle. **Organisatorische** und strukturelle Faktoren spielen hierbei ein zentrale Rolle:
- schlechte Arbeitsbedingungen und Arbeitsklima, die Konkurrenzkampf und Neid unter den Mitarbeitern fördern
- strenge hierarchische Strukturen, die dem einzelnen wenig Entscheidungsraum bieten
- fehlende Stellenbeschreibung, so daß der Arbeitsbereich, Kompetenzen und Zuständigkeiten nicht definiert sind
- fehlende persönliche Kontaktmöglichkeiten zwischen den Mitarbeitern (fehlende Pausenräume)

Mobbing – ein unterschätztes Phänomen:

Opfer sind sehr belastet, werden krank, machen Fehler und fallen häufig aus. Die Mobbing-Täter verschwenden Energie und Phantasie, Intrigen zu spinnen und um andere auf ihre Seite zu ziehen. Die „Unbeteiligten" leiden unter den Anspannungen und unter dem Klima und wechseln – wenn der Streß auch für sie zu groß wird – den Arbeitsplatz.

Mobbing – was tun?

Der wichtigste Schritt ist, zu **erkennen,** daß gemobbt wird. Dann müssen **gezielte Maßnahmen** einsetzen. Diese setzen in verschiedenen Bereichen an:

- im persönlichen Bereich: Selbstbewußtsein stärken, innere Kräfte wiederbeleben, Entspannungstechniken (vgl. Kap. 4.1)
- am Arbeitsplatz, am Ort des Geschehens: die begünstigenden Faktoren sind auszuschalten und die Ursachen (Konflikte) zu bekämpfen (z.B. durch Konfliktlösungsstrategien wie Supervision, vgl. Kap. 4.2)
- die innerbetriebliche Fortbildung kann einen weiteren Beitrag dazu leisten, daß Mobbing wirkungsvoll bekämpft bzw. verhindert wird (Seminare zum Thema Mobbing).

Welche Folgen kann der Streß im Pflegeberuf haben?

3.1 Körperliche und psychovegetative Beschwerden

Streß wird individuell erlebt und kann zu sehr unterschiedlichen Beeinträchtigungen führen. Zum einen spielen verschiedene körperliche Störungen eine Rolle. Hier wären Magenbeschwerden (Streßgastritis), Kopfschmerzen (Spannungskopfschmerz), Herz-Kreislauf-Erkrankungen (Herzinfarkt) zu nennen. Zum anderen sind psychische Beschwerden und vegetative Beschwerden (z.B. Schlaflosigkeit, Schwindelgefühl, innere Unruhe) eine häufige Folge langanhaltender Streßbelastung.
Einen Überblick über die Vielzahl an Reaktionen, die Streß auslösen kann, zeigt Tabelle 3-1.
Zahlreiche Studien beschäftigen sich mit Streß und Belastungen und den Auswirkungen auf das Pflegepersonal.
Bartholomeyczik (1988) kommt in einer Studie zu dem Ergebnis, daß besonders die starke körperliche Anstrengung, deren Folge häufig **Rückenschmerzen** sind, von Pflegekräften als große Belastung erlebt wird. An zweiter Stelle der Ursachen steht die Belastung durch zeitliche Koordinationsschwierigkeiten (das ständige Gefühl, nicht ausreichend Zeit für die Patienten zu haben) sowie generell das hohe Niveau nervlicher Anspannung im Beruf.
Mit Hilfe einer Fragebogenuntersuchung ging Herschbach (1991) der Frage nach, worin die Belastungen im Arbeitsalltag von Pflegekräften bestehen und mit welchen Bedingungen diese zusammenhängen. Neben den Belastungssituationen wurden **allgemeine und psychovegetative Beschwerden** untersucht. Die Abbildung 3-1 zeigt eine Auflistung der genannten Beschwerden. Von besonderer Bedeutung sind Rückenschmerzen, übermäßiges Schlafbedürfnis, Schweregefühl in den Beinen, Nackenschmerzen und Reizbarkeit. Die von den Pflegekräften geäußerten Beschwerden wurden mit denen der Durchschnittsbevölkerung verglichen. Das Ergebnis (vgl. Abb. 3-1) zeigt, daß Krankenpflegekräfte in fast allen Bereichen deutlich stärkere Probleme aufweisen.
Dauerhafte Belastungen im Pflegeberuf führen häufiger als angenommen zu einem komplexen Erscheinungsbild, das als **Burnout-Syndrom** bezeichnet wird und besonders bei Mitarbeitern in helfenden Berufen auftritt.

Tab. 3-1 Folgen von Streßbelastung.

Reaktionsbereich	kurzfristige Reaktionen	chronische Reaktionen
psycho-somatisch	▶ vermehrte Adrenalinausschüttung ▶ erhöhte Herzfrequenz ▶ Blutdrucksteigerung ▶ Transpiration ▶ Schwindelanfälle ▶ Kopfschmerzen ▶ Herzstechen ▶ Beklemmungsgefühle ▶ Zittern, Augenzucken ▶ Blässe, Augenringe ▶ Appetitlosigkeit ▶ Magenschmerzen ▶ Heißhunger, „Freßsucht" ▶ Verdauungsstörungen ▶ Gewichtszu- bzw. -abnahme ▶ Schlafstörungen	▶ Muskelverspannungen ▶ Rückenschmerzen ▶ Migräne ▶ Gastritis ▶ Magen- und Zwölffinger- darmgeschwüre ▶ Kreislaufregulations- störungen ▶ Potenzschwäche, sexuelle Unlust ▶ Menstruationsstörungen ▶ permanente Schlaf- störungen ▶ Haarausfall ▶ häufige Erkrankungen wegen geschwächtem Immunsystem
psychisch, emotional	▶ Nervosität ▶ Erschöpfungsgefühle ▶ Alpträume ▶ Ärger ▶ Unzufriedenheit	▶ permanente Unzufrieden- heit ▶ Alpträume ▶ Angst- und Panikgefühle ▶ Selbstzweifel ▶ Antriebslosigkeit ▶ Depression, Resignation
individuelles Verhalten	▶ Konzentrationsschwäche, Fehlerhäufigkeit steigt ▶ Leistungsschwankungen ▶ Störung der sensomotorischen Koordination ▶ unsicheres Auftreten	▶ erhöhter Alkohol-, Nikotin-, Tabletten- und Koffeinkonsum ▶ häufige berufliche Absencen ▶ äußerliche Verwahrlosung
Sozialverhalten	▶ schnelles Aufbrausen, Aggressionen ▶ Streit, Konflikte mit Vorge- setzten und Kollegen ▶ Partnerschaftsprobleme ▶ mangelnde Kooperations- bereitschaft	▶ Beziehungsverluste, Isolation ▶ Abstumpfung

3.2 Das Burnout-Syndrom

Der Begriff Burnout wurde erstmals von dem Psychoanalytiker
Freudenberger 1974 eingeführt und bezeichnete ursprünglich die

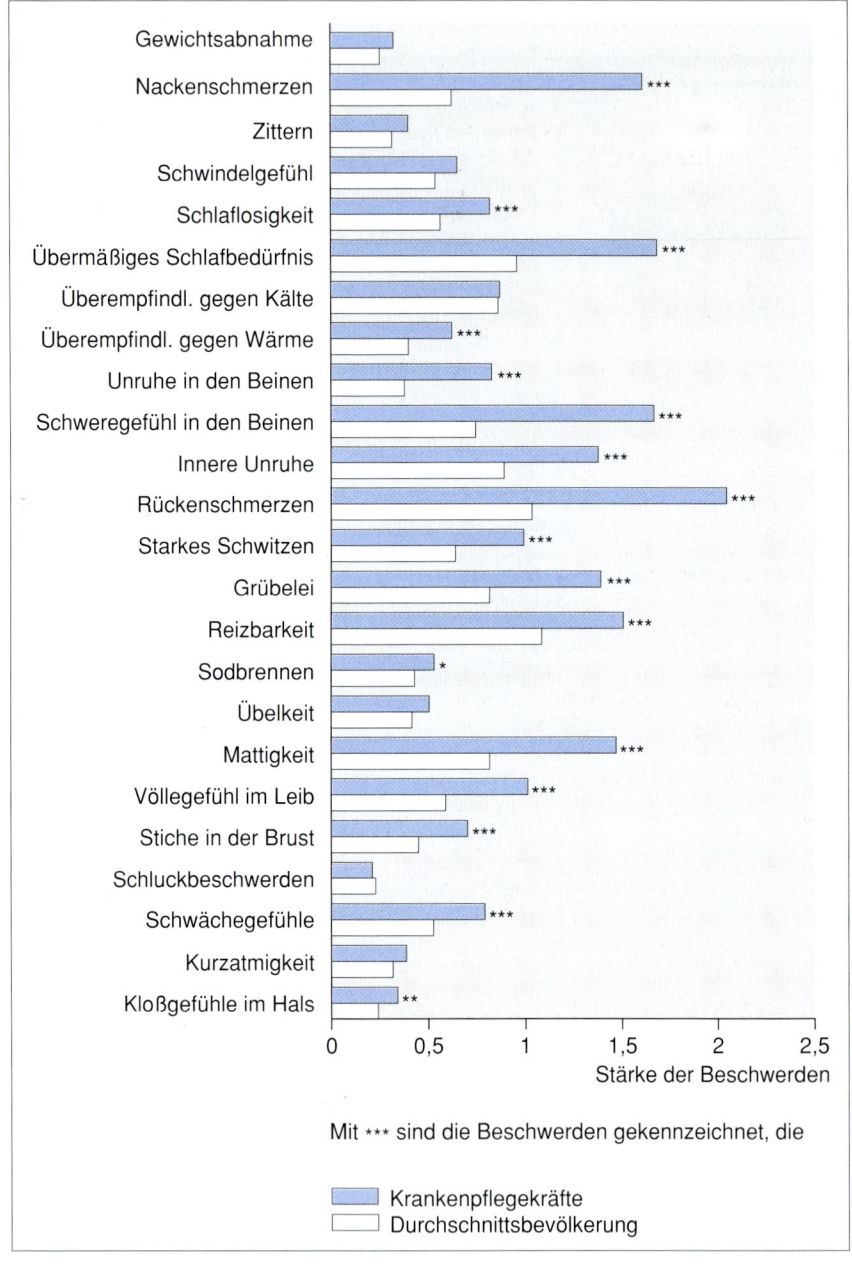

Abb. 3-1 Intensität der Beschwerden im Vergleich zwischen Krankenpflege-kräften und der Durchschnittsbevölkerung (modifiziert nach Herschbach 1991)

psychischen und physischen Ermüdungszustände bei Mitarbeitern von Hilfsorganisationen. Seither wurde das Burnout-Syndrom auch in anderen helfenden Berufen und im Bereich des Privatlebens als Ausdruck emotionaler Erschöpfung („ausgebrannt sein") charakteristisch.

3.2.1 Entstehung und Symptome des Burnout-Syndroms

Die folgende Situationsbeschreibung stellt dar, wie die Entwicklung zum Burnout typischerweise verlaufen kann: Pflegekräfte werden in ihrer beruflichen Tätigkeit mit zahlreichen Streßsituationen konfrontiert. Sie sind einer dauerhaften Belastung ausgesetzt. Auch Enttäuschungen, z.B. bei schwerkranken Patienten an die Grenzen der pflegerischen Möglichkeiten zu stoßen, gehören dazu. Diese Belastungen werden nicht abgebaut oder verarbeitet, sondern die Pflegekraft versucht, ihnen mit großem **emotionalem und zeitlichen Einsatz** zu begegnen. Sie beginnt, sich freiwillig oder unfreiwillig zu **überfordern**, z.B. indem sie (zu)viele Überstunden leistet, um die hohe Arbeitsbelastung zu bewältigen, oder indem sie jederzeit bereit ist, sich auf das Gefühlsleben der Patienten einzustellen. Gerade im Pflegeberuf besteht die Gefahr, sich emotional zu verausgaben. Die eigene Arbeitskraft wird Hilfsbedürftigen uneingeschränkt zur Verfügung gestellt. Dies kann schnell zu einer Überforderung, zu einer emotionalen Streßsituation führen. Die Belastungen, ob emotionale oder körperliche, nehmen aber nicht ab. Mit der Zeit entsteht das Gefühl, überfordert zu sein, festgefahren zu sein, an

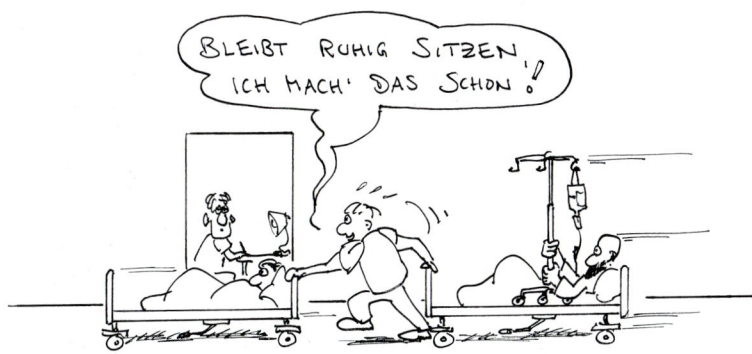

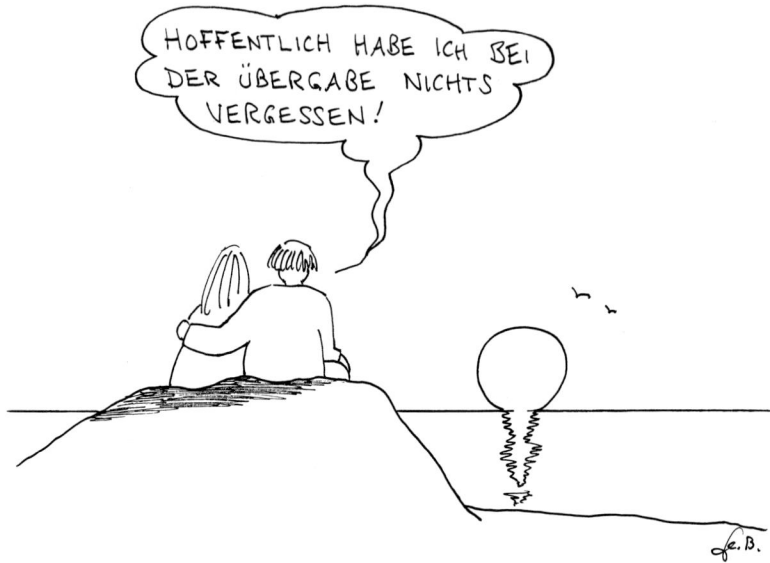

der Situation nichts ändern zu können und alle Kräfte verloren zu haben. Als Antwort auf diesen Dauerstreß stellen sich **Selbstzweifel** ein, psychosomatische Beschwerden kommen hinzu. Im weiteren Verlauf kann es dazu kommen, daß das frühere hohe Engagement als sinnlos erlebt wird und in **Resignation**, Distanz oder sogar Gefühllosigkeit gegenüber den Hilfsbedürftigen (Depersonalisation) übergeht. Auch Zynismus wird als Symptom des Burnout beschrieben.

Das **Hauptmerkmal** des Burnout-Syndroms ist eine angespannte und gereizte **Erschöpfung**, die sich von der „wohligen Müdigkeit des Erfolgreichen" unterscheidet (Bräutigam 1994). Der Betroffene ist verstimmt und leistungsunfähig. Das Gefühl, ohnmächtig und ständig müde zu sein, wird von einer starken inneren Spannung begleitet. Die meisten betroffenen Personen sind unfähig, sich zu entspannen und leiden unter erheblichen Schlafstörungen. Ihre Stimmung ist nicht ausgesprochen depressiv, sondern eher leer, flach und lustlos.

Wie im Kapitel 2.2 beschrieben, kann Streß als ein Ungleichgewicht zwischen Anforderungen und persönlichen Bewältigungsmöglichkeiten (Ressourcen) beschrieben werden. Dabei ist zwischen externen (arbeitsbedingten) und internen (selbstgesetzten)

Anforderungen zu unterscheiden. Pflegende stellen häufig **unrealistisch hohe Erwartungen** an sich und an ihre Berufstätigkeit:
– das Wissen und Können, das Engagement muß zum Erfolg, zur Genesung bzw. zum Wohlbefinden des Patienten führen
– pflegerische Kompetenz führt zu Autonomie im Berufsleben
– Patienten sind kooperativ und dankbar
– die Tätigkeit ist anspruchsvoll und interessant
– die eigene Arbeit wird von den Kollegen im Pflegeteam und in interdisziplinären Teams unterstützt

Wenn externe und interne Erwartungen deutlich voneinander abweichen und die persönlichen Ressourcen erschöpft sind, kommt es zu Streßreaktionen, die sich in erhöhter innerer Anspannung, Reizbarkeit und Müdigkeit äußern.
Allerdings muß nicht jede längere Streßbelastung zum Burnout führen.

Merke

Es wird deshalb vermutet, daß die Entstehung des Burnout-Syndroms maßgeblich von individuellen Bewältigungsstrategien sowie von persönlichen Dispositionen beeinflußt wird.

Ausschlaggebend für die Entwicklung von Burnout ist ein **defensiver intrapsychischer Versuch der Streßbewältigung**. Diese Art der Bewältigung wird insbesondere dann gewählt, wenn sich die betroffene Person den Arbeitsanforderungen gegenüber hilflos und ohnmächtig fühlt. Nach Seligmann (1992) spielt bei bestimmten Menschen auch erlernte Hilflosigkeit (Verlust des Vertrauens in die eigenen Fähigkeiten) hierfür eine Rolle. Der Betroffene zieht sich psychisch zurück, vermindert seine Ansprüche, vermeidet Auseinandersetzungen und macht andere für die Umstände und sein „Versagen" verantwortlich. Er leidet häufig unter Schuldgefühlen.
Auch unlösbare Rollenkonflikte können das Entstehen des Burnout begünstigen.
Freudenberger und Richelson (1980) beschreiben die Entwicklung des Burnout-Syndroms als einen Prozeß mit zwölf Stadien (Tab. 3-2). Die Phasenabfolge kann dabei variieren.

Tab. 3-2 Der Burnout-Zyklus: Stadieneinteilung, Kennzeichen und Bewältigungsmaßnahmen.

Stadium	Haupt- und Unterkennzeichen	Maßnahmen zur Bewältigung
I	**Zwang, sich zu beweisen** – Großes Interesse, Tatendrang – Hohe Leistungserwartung an sich selbst – Leistungszwang – Geringe Bereitschaft, eigene begrenzte Möglichkeiten und Grenzen sowie Rückschläge zu akzeptieren	– Scheitelpunkt von Leistungsstreben erkennen – Individuelles Arbeitstempo und persönliche Belastungskapazität herausfinden – Hilfe durch Supervision
II	**Intensivierter Einsatz** – Gefühl, alles selbst ausführen zu müssen – Delegieren gilt als unangebracht, könnte eigene Unentbehrlichkeit bedrohen, zudem wird anderen nicht immer ausreichende Kompetenz zugetraut – Sich beweisen	– Delegieren lernen und üben – Mangelnde Delegation kann aus Angst/Furcht vor Konkurrenz kommen – abklären, inwieweit dieser Wettbewerb tatsächlich existiert
III	**Vernachlässigung eigener Bedürfnisse** – Bedürfnis nach Entspannung, Ruhe und ausgleichenden Sozialkontakten wird vernachlässigt, verdrängt – Vermeintliche Kompensation durch erhöhten Kaffee-, Nikotin- oder Alkoholkonsum – Schlafstörungen; Überbrückung mittels Schlafmittel – Eine Unterbrechung dieses Verlaufs würde mit mangelnder Tüchtigkeit assoziiert und Unbehagen hervorrufen	– Bedürfnis nach Entspannung, Ruhe und Sozialkontakten nachgeben – Wertebewußtsein mit Hilfe anderer (z.B. Supervision) schärfen, um nicht in ein Mißverhältnis unerfüllter innerer Bedürfnisse und kompensierter äußerer Anforderungen hineinzugleiten
IV	**Verdrängung von Konflikten/Bedürfnissen** – Fehlleistungen, z.B. häufigeres Vergessen, Terminverwechslungen, Unpünktlichkeit – Strenges Über-Ich erzeugt schlechtes Gewissen, der Betroffene ärgert sich darüber	– Fehlleistungen nicht nur als Versagen empfinden und auf unausweichliche Überlastung zurückführen – Überbeanspruchung einsehen – Fehlleistungen als Hinweis verstehen und notwendige Konsequenzen einleiten
V	**Umdeutung von Werten** – Wahrnehmung: trübt sich, der/die Betroffene stumpft ab – Prioritätenverschiebung: soziale Kontakte werden als inadäquat umgedeutet, demzufolge als belastend erlebt	– Grundwerte überprüfen und bewerten – Frühere Freundschaften und Kontakte reaktivieren, um eine Wertekorrektur zu erreichen

Tab. 3-2   *Fortsetzung*

Stadium	Haupt- und Unterkennzeichen	Maßnahmen zur Bewältigung
	– Einstige Lebensziele wertet der/die Betroffene um und entwertet sie	
VI	**Intensivierte Verleugnug aufgetretener Probleme**	
	– Verdrängen eigener Bedürfnisse und Konflikte	– Professionelle Hilfe erforderlich
	– Verdrängung erscheint als lebenswichtig, weil die Person weiter funktionieren will	
	– Kapselt sich von Umwelt ab, entwertet sie	
	– Verhält sich Mitmenschen gegenüber zynisch, wertet andere Meinungen, die ihn/sie in den Zielen behindern, aggressiv ab	
	– Ungeduldig und intolerant	
	– Leistungseinbußen und körperliche Beschwerden	
	– Nachlassende Hilfsbereitschaft, Ratlosigkeit	
	– Einfühlungsvermögen: stark vermindert oder fehlt	
VII	**Endgültiger Rückzug**	
	– Entfremdet, fühlt sich eingeengt, wirkt automatisiert	– Professionelle Hilfe notwendig
	– Orientierungs- und hoffnungslos	
	– Ersatzbefriedigung:	
	○ Übermäßiges Essen	
	○ Alkohol- und Medikamentenabusus	
	○ Drogenkonsum	
	○ Promiskuitives Sexualverhalten	
VIII	**Deutliche Verhaltensänderung**	
	– Aufmerksamkeit und Zuwendung aus Umwelt wird meist als Angriff aufgefaßt – möglicherweise paranoide Reaktionen	– Professionelle Hilfe erforderlich
IX	**Gefühlsverlust für eigene Persönlichkeit**	
	– Gefühl, nicht mehr selbst zu sein	– Professionelle Hilfe aufsuchen
	– Gefühl, nur mehr automatisch zu funktionieren	– Entbindung von täglichen Verpflichtungen für bestimmte Zeit
		– Alternativen der künftigen Lebensgestaltung suchen.

Fortsetzung ▷

Tab. 3-2 *Fortsetzung*

Stadium Haupt- und Unterkennzeichen	Maßnahmen zur Bewältigung
X **Innere Leere** – Fühlt sich ausgehöhlt, ausgezehrt, leer und mutlos – Erlebt gelegentlich panikartige Anfälle und phobische Zustände – Fürchtet sich vor anderen Menschen und größeren Menschenansammlungen – Exzessive Ersatzbefriedigungen	– Professionelle Hilfe
XI **Depressive Befindlichkeit** – Verzweifelte, niedergedrückte Stimmungen – Erschöpft – Stimmungsgefühle: wechseln zwischen schmerzhaftem innerem Aufgewühltsein und Abgestorbensein – Suizidgedanken	– Rasche suizidpräventive Unterstützung ○ Aufbau einer therapeutischen Beziehung ○ Vorurteilslose Gespräche über Suizidgedanken, -wünsche, -vorstellungen und deren Hintergründe – Umwelt einbeziehen – Individuelle Entlastung etc.
XII **Völlige Erschöpfung** – Körperliche, seelische und geistige Erschöpfung – Risiko von psychosomatischen Erkrankungen des Magens, Darms, Herz-Kreislaufs usw. – Infektanfälligkeit (Schwächung des Immunsystems), z.B. Erkältungen, Grippe etc.	– Siehe XI.

Das Phänomen der **„inneren Kündigung"** kann als eine Phase in der Entwicklung zum Burnout verstanden werden (vgl. Tab. 3-2, Phase VI).

Unter „innerer Kündigung" versteht man den Prozeß, der ehemals hochmotivierte und engagierte Mitarbeiter in ihr Gegenteil verwandelt. Unbewältigter Streß am Arbeitsplatz ist hier die häufigste Ursache. Wenn der Mitarbeiter erkennt, daß seine erhöhten Bemühungen, die (Streß-)Situation unter Kontrolle zu bekommen, nicht zu dem gewünschten Erfolg führen, bestehen für ihn zwei Möglichkeiten: er wird das Engagement auf Kosten seiner Gesundheit weiterhin verstärken und „ausbrennen", also in das

Burnout-Syndrom steuern oder er wird seine Leistungen nicht
weiter verstärken und resignieren – in dem Bewußtsein, daß es
doch nicht zu dem gewünschten Erfolg führt. Diese Entscheidung
ist mit einer Verweigerungshaltung verbunden. Der Mitarbeiter
flüchtet sich in den „Dienst nach Vorschrift", tut nur noch das
Allernötigste, hat an Aktivitäten, Neuerungen, kreativen
Lösungen, neuen Denkansätzen kein Interesse mehr.

3.2.2 Gibt es eine Burnout-Persönlichkeit?

Es wird angenommen, daß die Persönlichkeit eines Menschen
den individuellen Umgang mit Streß beeinflußt. Personen, die zu
einem defensiven Umgang mit Streß neigen, weisen häufig fol-
gende Eigenschaften auf:
– geringes Selbstwertgefühl
– Ängstlichkeit
– Ehrgeiz
– Ungeduld
– Mißtrauen
Auch überhöhte Ansprüche an die eigene Leistungsfähigkeit
wirken wesentlich an der Entstehung des Burnout-Syndroms mit.
Es wird vermutet, daß die **Unfähigkeit,** eigene **Gefühle und
Bedürfnisse** zu **äußern,** einen weiteren Risikofaktor darstellt.
Die Ursache dafür ist vermutlich eine seelische Störung, der eine
schwere Kränkung des Selbstwertgefühls in der frühkindlichen
Lebensphase vorausgegangen ist. Durch die Erfahrung, von den
nahen Bezugspersonen nicht um seiner selbst willen, sondern nur
wegen seiner Leistungen geliebt worden zu sein, kristallisiert sich
ein überhöhtes, unnachgiebiges Ich-Ideal heraus, das die
Ansprüche an die eigene Person, an Mitmenschen bzw. an die
Arbeit festlegt. Daraus resultiert häufig ein starkes Bedürfnis nach
Anerkennung und Lob. Dies zeigt sich u.a. durch einen überhöhten Ehrgeiz und Einsatz, der sich bis zur Selbstschädigung
steigern kann. Dabei werden eigene Schwächen ignoriert, die
Fähigkeit, eigene Wünsche zu artikulieren, ist gering und Kritik
von anderen wird als verletzend wahrgenommen. Solche persönlichen Voraussetzungen können für eine Burnout-Reaktion mit-
verantwortlich sein.

3.2.3 Die Bedeutung des Burnout-Syndroms im Pflegeberuf

Aries und Zuppinger (1993) haben in einer Studie das Ausmaß und die Entstehungsgründe von Burnout im Pflegeberuf wissenschaftlich untersucht. Die Autorinnen kamen zu dem Ergebnis, daß Pflegekräfte, die vom Burnout-Syndrom betroffen waren, im Vergleich zu ihren nicht betroffenen Kollegen
– weniger idealistisch waren,
– stärker unter mangelnder Anerkennung litten,
– weniger mit ihrer Stellung zufrieden waren,
– stärker überfordert waren,
– häufiger über negative Merkmale ihrer Institution klagten
– und über einen geringeren Handlungsspielraum verfügten.
Den größten Einfluß auf das Entstehen von Burnout im Pflegeberuf hatte aber die häufige **berufliche Überforderung**, die vor allem durch hohen Zeit- und Verantwortungsdruck bedingt ist. Sie schafft eine Konfliktsituation, in der Aufgaben nur noch auf Kosten anderer Tätigkeiten erledigt werden können. Die Pflegekräfte sind deshalb ständig mit einem schlechten Gewissen konfrontiert. Zeitdruck und Gefühle der Überforderung erfordern Kompromisse bezüglich der Pflegequalität, unter denen letztlich auch der Patient zu leiden hat.

Burisch (1994) stellt fest, daß **mangelnde berufliche Autonomie** und eine **hohe Arbeitsdichte** (Pflegearbeit unter hohem Zeitdruck) oft Ursache für massive subjektive Belastung, Erschöpfung und Depression sind. Die meisten Pflegekräfte, die unter dem Burnout-Syndrom litten, waren sowohl von emotionaler Erschöpfung als auch von Tendenzen der Depersonalisierung und von Leistungseinbußen nahezu gleich stark betroffen. Pflegekräfte scheiden häufig eher aus dem Beruf aus (in weniger als fünf Jahren), als sie vom Burnout betroffen werden können. Dies ist auch eine Erklärung dafür, weshalb die Suizidrate in den Pflegeberufen zwar minimal höher als die der Normalbevölkerung ist, jedoch auffallend niedriger als bei Ärzten (Kath 1983). Junge Krankenschwestern, insbesondere Krankenpflegeschülerinnen, unternehmen allerdings überdurchschnittlich oft Suizidversuche. Hier sind öfter private Gründe (Abnabelung von zu Hause, Enttäuschungen im Privatleben u.a.) die auslösenden Faktoren.

Berufliche Gründe stehen damit nur insofern in Zusammenhang als sich unregelmäßige Dienstzeiten, anstrengende Nachtdienste und hohe Anforderungen störend auf private Beziehungen auswirken.

Burnout im Pflegeberuf ist kein Schreckgespenst, bedarf aber einer **Enttabuisierung,** die bereits in der Ausbildung beginnen muß, damit rechtzeitig vorbeugende Maßnahmen ergriffen werden können. Es gilt, rechtzeitig Warnzeichen entdecken und somit das Burnout-Risiko zu verringern. Außerdem ist zu empfehlen – und hier ist vor allem das Pflegemanagement gefordert –, entsprechende **Untersuchungen** bezüglich des **Betriebsklimas** und der **Arbeitsbelastung** in den einzelnen Abteilungen vorzunehmen (vgl. Arbeitsplatzanalyse in Kap. 4.3.3.1). Wichtig ist in diesem Zusammenhang, daß die Befragung anonym, im günstigsten Falle von einem externen Anbieter durchgeführt wird, da nur diese Voraussetzungen reelle Befragungsergebnisse garantieren. Die Mitarbeiterbefragung trägt dazu bei, Schwachstellen der Arbeitsorganisation frühzeitig zu erkennen und durch entsprechende Maßnahmen zu beseitigen. So kann die Gefahr eines überforderungsbedingten Burnouts bei den Mitarbeitern verringert werden.

Gesundheitsförderung, Streßvorbeugung und Streßbewältigung im Pflegeberuf

Stressoren im Beruf führen nicht zwangsläufig zu Überlastung oder Erkrankung; vielmehr hat jeder Mensch die Möglichkeit, die ihm zur Verfügung stehenden Ressourcen auszuschöpfen und dadurch aktiv beizutragen, Streßreaktionen zu reduzieren oder zu vermeiden.

4.1 Selbstpflege

Selbstpflege heißt, auch an sich selbst zu denken, die eigenen Bedürfnisse wahrzunehmen und dadurch die eigenen gesundheitlichen Ressourcen zu stärken.

4.1.1 Streßquellen durch Selbstreflexion erkennen

Wenn einwirkende Stressoren als belastend empfunden werden, sollte zunächst eine **Reflexion über Bewältigungsmöglichkeiten und -fähigkeiten** erfolgen. Erst nach Einschätzen der Situation und Abwägen der zur Verfügung stehenden Hilfsmittel (Ressourcen) kann sich der Betroffene entscheiden, ob und wie er die Stressoren bewältigen oder abmildern kann.
Die nachfolgend beschriebenen Möglichkeiten zur Entwicklung gesundheitlicher Selbstkompetenz sind als Anregungen zu verstehen, die zur Erhaltung und Verbesserung der Gesundheit beitragen können.

> **Merke**
>
> Gesundheitliche Selbstkompetenz ist keine Selbstverständlichkeit. Grundvoraussetzung dafür ist zunächst das **Wahrnehmen von Bedürfnissen,** Zumutungen, Überforderungen und Entbehrungen.

Die folgenden Übungen dienen sowohl zur Entspannung als auch zur Ergründung der Ursachen psychischer und physischer Belastungen.

„Fünf Minuten in mich hineinhorchen" (nach Brieskorn-Zinke 1996)

Wenn Sie sich während Ihrer Arbeit körperlich und/oder seelisch überbeansprucht fühlen, z.B. Rücken- oder Kopfschmerzen verspüren, verärgert, gereizt oder schlecht gelaunt sind, dann versuchen Sie, eine Gelegenheit zur kurzen Erholung zu finden.

- Setzen oder legen Sie sich in einem ruhigen Raum (evtl. Türe verschließen) bewußt nieder und „halten Sie an".
- Schließen Sie die Augen, atmen Sie mehrmals langsam tief durch.
- Dann probieren Sie, in sich hineinzulauschen.
- Will Ihnen Ihr Körper oder Ihre Seele etwas mitteilen? Was will Ihnen z.B. Ihr schmerzender Rücken sagen? Wie ist die Botschaft zu verstehen?

Überlegen Sie, wie Sie mit diesen Mitteilungen umgehen, was sie ändern könnten.

- Teilt Ihnen ihr Rücken eventuell mit, daß Sie im wörtlichen Sinne seelisch und körperlich „überlastet" sind? Gibt Ihr schmerzender Rücken dazu Anstoß, Ihre Probleme mit anderen Menschen zu besprechen? Überlegen Sie, wer Ihnen hier am besten helfen könnte.
- Erinnern Sie sich an Erfahrungen und Zeiten, als Ihr Rücken entspannt und locker war, Sie sich gesund und unbeschwert fühlten. Versuchen Sie, dieses Gefühl in Ihrer momentanen Situation nachzuerleben.
- Sie strecken und recken sich, öffnen wieder die Augen und orientieren sich neu im Raum, bevor Sie wieder an die Arbeit gehen.

Körperliche und seelische Signale sollten unbedingt ernst genommen werden. Wenn man die ersten Anzeichen einer Überlastung nicht übergeht und sich rechtzeitig mit deren Ursachen auseinandersetzt, kann man aktiv zur Erhaltung seiner Gesundheit und seines Wohlbefindens beitragen.

Analyse belastender Problemsituationen

Wenn Sie das Gefühl haben, den Überblick über eine belastende Situation verloren zu haben und nicht mehr offen und selbstbestimmt agieren zu können, dann befindet sich Ihre Gesundheit in Gefahr. Sie sollten sich selbst, Ihre Gedanken, Ihre Gefühle und Ihr Verhalten in den Streßsituationen genauer hinterfragen. Hier kann eine **konkrete Situationsbeschreibung** hilfreich sein, die Sie über einen längeren Zeitraum vornehmen, immer dann, wenn Probleme auftreten. Sie können das nachfolgende Fragenraster verwenden oder es Ihren Bedürfnissen entsprechend abändern.

Reflexion

Konkrete Situationsbeschreibung:

Kurzbeschreibung der Problematik, Ort, Zeit:

Beteiligte Personen:

Verhalten der anderen:

Meine Gedanken:

Meine Gefühle:

Meine seelischen und körperlichen Reaktionen:

Mein Verhalten:

Haben die Belastungen auch Auswirkungen auf mein Privatleben?

Wie wirkt die Situation auf andere Personen:

Die Auswertung solcher Situationsbeschreibungen zeigt häufig, daß es **immer wieder ähnliche Situationen** sind, denen der Mensch mit den gleichen Denkmustern und Verhaltensweisen begegnet und auf die er gestreßt reagiert. Die Belastungssituation, die im Aufzeichnungszeitraum am häufigsten vorkam und die häufigsten Streßreaktionen hervorrief, sollte ins Visier genommen und möglichst genau analysiert werden. Es ist wichtig zu versuchen, die Problemsituation auch aus der Sicht der anderen zu betrachten. Womöglich sollte das eigene Verhalten den Mitarbeitern gegenüber dahingehend überprüft werden, ob es nicht von **Vorurteilen** geleitet ist.

Es bietet sich auch an, für eine objektive Problemanalyse jemanden zu Rate zu ziehen, der die Angelegenheit unbefangen beurteilen kann. Zu überlegen ist außerdem, ob diese belastenden Vorfälle möglicherweise eine andere Entwicklung nehmen könnten, wenn das eigene Verhalten anders gestaltet wird. Um in Zukunft konstruktiver miteinander umgehen zu können, sollten die **eigenen Fähigkeiten zur Konfliktlösung eingeschätzt** werden. Hier ist z.B. zu hinterfragen, inwieweit Konfliktfähigkeit, Dialogfähigkeit und die Bereitschaft, die Lage des anderen zu berücksichtigen, vorhanden ist. Das eigene Verhalten beeinflußt stets auch das Verhalten der anderen. Es sind immer mindestens zwei Parteien bei einer Auseinandersetzung beteiligt.

In einem schriftlich fixierten stufenweisen Handlungsplan sollte die **analysierte Problemsituation** noch einmal vergegenwärtigt werden, da die Analyse die Basis für die zu setzenden Ziele bildet. Im Handlungsplan wird das Umsetzen der Ziele und die damit verbundenen Erwartungen festgelegt. Die bisher erreichten Ergebnisse sollten stets mit den angestrebten Zielen verglichen werden.

Reflexion

Handlungsplan:

Problemsituation, in der ich mich konstruktiver verhalten will:

Ich will folgendes erreichen:

Umsetzung meines Handlungsplans:

Meine Erwartungen:

Ergebnisse und deren Bewertung:

Einschätzen des eigenen Gesundheitsverhaltens

Die Entwicklung gesundheitlicher Selbstkompetenz schließt auch ein, das eigene **Gesundheitsverhalten** einzuschätzen.
Die gesundheitlichen Handlungsweisen müssen stets vor dem Hintergrund der individuellen Lebensgeschichte, im Zusammenhang mit der eigenen Persönlichkeit und in Verbindung mit dem gegenwärtigen sozialen sowie lebensweltlichen Umfeld betrachtet werden. Eine Analyse des persönlichen Gesundheitsverhaltens kann positive wie negative Gewohnheiten bewußt machen. Negative Einflüsse der Lebensführung sind im Hinblick auf momentane Möglichkeiten einer Verhaltensänderung zu überprüfen. Brieskorn-Zinke (1996) weist darauf hin, daß langfristiges Einbeziehen neuer gesundheitsrelevanter Verhaltensweisen in den Alltag dann erfolgreich ist, wenn diese sich wie „Mosaikteilchen"

in die Lebensgestaltung einflechten lassen und sich für das Bewältigen von Aufgaben und das Erreichen von Zielen als nützlich erweisen.

Analyse des eigenen Gesundheitsverhaltens:

Was lasse ich zur Zeit meinem Körper (meiner Seele) zukommen, um gesund zu bleiben oder gesünder zu werden?

In welchen Situationen bin ich mit meinem Gesundheitsverhalten zufrieden?

In welchen Situationen bin ich bezüglich meines Gesundheitsverhaltens noch nicht zufrieden?

Gesundheitsfördernde Ressourcen

Jeder Mensch verfügt über Möglichkeiten, die ihm helfen, mit seinem Leben bzw. seiner Arbeit aktiv und sinnorientiert umzugehen. Unter dem Begriff Ressourcen versteht man aus gesundheitswissenschaftlicher Sicht die persönlichen Fähigkeiten und Möglichkeiten, die den Umgang mit Belastungen erleichtern und somit einen Beitrag zur Erhaltung der Gesundheit leisten. Soziale Unterstützung, eigene Kontrollmöglichkeiten am Arbeitsplatz sowie berufliche und soziale Kompetenzen stellen Ressourcen dar, die Streßeinflüsse abmildern oder abfangen können. In den Bereich der sozialen Kompetenzen fällt zum einen das Vermögen einer Pflegekraft, sich erfolgreich mit Vorgesetzten, Mitarbeitern oder Patienten zu verständigen. Zum anderen beinhalten sie die Fähigkeiten, Interessen oder Innovationen in der

Stationsarbeit oder in anderen Bereichen zu artikulieren und umzusetzen.

Beispiel

Eine leitende Pflegekraft verfügt über hohe soziale und betriebspolitische Kompetenzen, wenn sie die Mitarbeiter souverän führt, deren Interessen vertritt und zugleich den Anforderungen der Vorgesetzten und den Erwartungen des Betriebes ohne größere Rollenkonflikte gerecht wird.

Reflexion

Persönliches Ressourcenprofil
– Ergründen Sie Ihr persönliches Ressourcenprofil, indem Sie Ihre Stärken über längere Zeit beobachten und notieren.
– Machen Sie sich ihre fachlichen Fähigkeiten bewußt (Ausbildung, Weiterbildung, berufliche Erfahrungen, Routine, Bereiche, die Ihnen besonders leicht fallen).
– Überlegen Sie, welche persönlichen Stärken Sie haben (Kommunikationsfähigkeit, Teamgeist, Durchhaltevermögen, schnelle Auffassungsgabe).
– Beziehen Sie auch andere Personen (Freunde und Kollegen) in die Erstellung Ihres Ressourcenprofils ein.
– Beobachten Sie sich selbst und überlegen Sie, ob Sie ihre Fähigkeiten auch ausreichend nutzen.
– Ergründen Sie mit Hilfe ihrer Notizen, in welchen Situationen Sie Ihre Stärken noch effektiver einsetzen können.

4.1.2 Praktische Übungen zur Entspannung

Entspannungsverfahren können eine muskuläre bzw. allgemeine psychische Anspannung des Betroffenen in Streßsituationen abfangen und dadurch längerfristig Beschwerden vermindern.

Merke

Entspannungsverfahren gelten als **unterstützende Maßnahmen,** sie haben keine problemlösende Funktion.

Viele Pflegekräfte leiden an innerer Unruhe und an einem überhöhten Spannungszustand. Durch **Atemübung,** progressive **Muskelentspannung** und **autogenes Training** lassen sich diese unangenehmen Zustände reduzieren. Die hier genannten Verfahren sind relativ schnell zu erlernen und lassen sich ohne großen Zeitaufwand und ohne besondere Hilfsmittel praktizieren. Zunächst muß in Ruhe ausprobiert werden, welche Entspannungsmethode am besten geeignet ist. Diese sollte dann regelmäßig angewendet werden.

Für alle Übungen benötigen Sie einen ruhigen, ungestörten Raum, einen Sessel oder eine nicht zu weiche Unterlage, lockere, bequeme Kleidung und mehrmals in der Woche ca. 15 Minuten Zeit. Vor allem am Anfang bietet sich die Zeit vor dem Schlafengehen für Entspannungsübungen an. Später sollten Sie auch am Tag üben, vor allem gezielt bei Unruhezuständen oder wenn Ihnen Schwierigkeiten und Aufregungen bevorstehen.

Atemübung

Der Atmungsprozeß läuft normalerweise automatisch und unbewußt ab. Beim bewußten Atmen konzentriert man sich ausschließlich auf die inneren Vorgänge im Körper. Mit der folgenden Atemübung können Sie selbst den entspannenden Effekt bewußten Atmens ausprobieren:

Übung

– Legen oder setzen Sie sich hin, schließen Sie die Augen und konzentrieren Sie sich ganz auf das Atmen, allerdings ohne den Atemrhythmus zu beeinflussen.
– Zählen Sie Ihre Atemzüge bis zehn und dann wieder rückwärts, beginnen Sie danach wieder von vorn.
– Wählen Sie eine Stelle Ihres Körpers, z.B. Ihre rechte Hand oder die Stirn, und beobachten Sie, was hier während des Atmens abläuft.
– Versuchen Sie bei Ihrem Zählrhythmus zu bleiben, auch wenn Ihnen andere Gedanken durch den Sinn gehen.
– Setzen Sie die Übung so lange fort, wie es Ihnen angenehm ist.

Progressive Muskelentspannung nach Jacobson

Edmund Jacobson, ein aus Schweden in die USA emigierter Arzt, entwickelte die Methode der progressiven Muskelentspannung zu Beginn dieses Jahrhunderts. Jacobson erkannte, daß durch Anspannen und Lösen einzelner Muskelgruppen eine physische und psychische Entspannung möglich ist.

Ein komplex vernetztes System bestimmt im Menschen die körperliche und seelische Anspannung. Muskeln, die kurzfristig kräftig angespannt werden, sind anschließend bei körperlicher Entspannung locker und schmerzfrei. Der wohltuende körperliche Zustand führt zu einem besseren psychischen Empfinden.

Merke

Es gibt keine starke Muskelanspannung ohne seelische Anspannung und umgekehrt.

Sie können die Technik der progressiven Muskelentspannung an dieser Stelle selbst erproben. Die Übung sollte möglichst in Rückenlage in einem gut temperierten Raum erfolgen. Das richtige Atmen ist das A und O des Muskeltrainings. Ein entspanntes Atmen ist nur durch Bauchatmung zu erreichen. Zu überprüfen ist sie, indem man eine Hand auf den Bauch legt, den Daumen etwa in Höhe des Bauchnabels. Beim tiefen Einatmen sollte sich der Bauch leicht heben, Schultern und Brustkorb bewegen sich dabei nicht. Beim Ausatmen senkt sich der Bauch.

Wenn eine **ruhige Bauchatmung** eingesetzt hat, kann man mit den Übungen beginnen. Die Übungen betreffen alle Muskelgruppen des Körpers. Der Kürze wegen werden hier nur Übungen für die Bereiche dargestellt, die beim Pflegepersonal besonders belastet werden: Hände und Arme, Füße, Rücken.

Übung

▶ **Arme**
- ballen Sie die Hände zu Fäusten und drücken Sie sie allmählich immer fester zusammen
- ziehen Sie die Fäuste gegen die Oberarme und spannen Sie den Bizeps kräftig an

– halten Sie die Spannung zwei bis vier Sekunden
– lösen Sie dann die Spannung, lassen Sie die Arme fallen und
spüren Sie, wie die Spannung nachläßt
– wiederholen Sie die Übung mehrmals

▶ **Füße**
– biegen Sie die Zehen so weit wie möglich zu den Fußsohlen
– öffnen und schließen Sie die „Zehenfaust" zweimal
– verstärken Sie die Muskelkraft, wenn Sie die Zehen zur Fußsohle biegen
– spannen Sie die Zehen so fest wie möglich an und halten Sie
die Spannung zwei bis vier Sekunden
– lösen Sie die Spannung abrupt und spüren Sie mit geschlos-
senen Augen nach, wie die Spannung nachläßt
– wiederholen Sie die Übung nach zwei Minuten
– ziehen Sie die Zehen in Richtung Fußrücken und spreizen
Sie die Zehen mit möglichst viel Kraft auseinander
– halten Sie die Spannung für zwei bis vier Sekunden
– lösen Sie die Spannung abrupt
– wiederholen Sie die Übung nach zwei Minuten
– strecken Sie die Füße mit Kraft, so daß die Füße mit den aus-
gestreckten Beinen eine Linie bilden
– halten Sie die Spannung zwei bis vier Sekunden
– lösen Sie die Spannung und spüren Sie die nachlassende
Muskelentspannung in Füßen und Wadenmuskeln
– wiederholen Sie die Übung nach zwei Minuten

▶ **Rücken**
– stellen Sie die Beine auf
– drücken Sie die Mitte des Rückens gegen die Unterlage
– heben Sie das Becken und die Schultern dabei leicht von der
Unterlage ab
– spannen Sie zwei bis vier Sekunden an
– lösen Sie die Spannung abrupt und spüren Sie die Muskelentspannung zwei Minuten nach

Lassen Sie sich nicht entmutigen, wenn sich nicht sofort nach
den ersten Übungen ein Entspannungserfolg einstellt. Mit regel-
mäßiger Anwendung tritt der erholsame Effekt bald ein und verstärkt sich dann kontinuierlich.

Autogenes Training

Das Autogene Training ist eine konzentrative Selbstentspannung. Der Ausführende löst sich mit genau vorgeschriebenen Übungen innerlich immer mehr von seiner Umwelt. Dadurch erreicht er eine von innen kommende Kraft, die Gesundes stärkt und Ungesundes mindert.

Enstanden ist das Autogene Training aus Erfahrungen mit der Hypnose. Der schlafähnliche Zustand während einer Hypnose kann durch seelische Beeinflussung hergestellt werden und Ruhe und Erholung bringen.

Merke

Autogenes Training beeinflußt das vegetative Nervensystem. Deshalb sollten die Übungen nicht ohne Anleitung und Kontrolle erlernt werden.

Für das Autogene Training eignen sich drei Positionen besonders:
- **Liegen auf dem Rücken** mit leicht gebeugten Ellenbogen, nach unten gehaltenen Handflächen und mit locker nach außen fallenden Fußspitzen.
- **Droschkenkutscherhaltung,** bei der man sich gerade auf einen Hocker oder eine Bank setzt. Dann läßt man sich senkrecht zusammensacken, wobei die Arme seitlich herunterhängen und der Kopf senkrecht über dem Sitzknochen bleibt. Die Lendenwirbelsäule wird dabei so gebeugt, daß die Schultern senkrecht über den Beckenknochen bleiben. Anschließend legt man die Arme locker auf die gespreizten Oberschenkel, so daß der Unterarm vom Oberschenkel gestützt wird.
- **Sesselhaltung,** der Kopf wird angelehnt, die Arme liegen auf weichen Seitenlehnen.

  Wichtig beim Autogenen Training ist, daß sich der Übende ganz auf sich selbst konzentriert. Das geht nur, wenn Störungen von außen ausgeschaltet sind.

  Beim Erlernen des Autogenen Trainings sollte eine Übungssequenz nicht länger als vier Minuten dauern, denn mit der Zeit kann die Verspannung zunehmen.

Es handelt sich um eine Form von Selbstsuggestion, in der Sie sich immer wieder gleiche formelhafte kurze Sätze vorsagen, z.B.:

„Ich bin ganz ruhig und entspannt. Mein linker Arm ist warm und schwer." Sie versuchen, sich nur auf das zu konzentrieren, was in Ihrem Arm vorgeht.

- Richten Sie Ihre Konzentration nur auf Ihren Arm.
- Sollten Ihre Gedanken dabei abschweifen, lassen Sie dies ruhig zu.
- Wiederholen Sie am besten halblaut immer wieder Ihren formelhaften Satz.
- Mit einiger Übung werden Sie die Wärme und Schwere in Ihrem Arm deutlich spüren. Das Gleiche probieren Sie mit Ihrem anderen Arm, danach mit Ihrem linken und rechten Bein.

Mit zunehmender Übung werden Sie den angestrebten Zustand immer wirkungsvoller herbeiführen können, was sich darin zeigt, daß Sie immer ruhiger und entspannter werden. Das Autogene Training kann, wenn es korrekt angewandt wird, z.B. folgende positive Effekte haben:
- Sie atmen langsamer, ruhiger und in tieferen Zügen.
- Das Herz schlägt ruhiger.
- Muskulatur und Organe werden besser durchblutet.
- Verspannungen und Verkrampfungen lösen sich.
- Sie können sich besser konzentrieren.

4.1.3 Gesunde Lebensführung

Wer im beruflichen Leben häufig Streßsituationen ausgesetzt ist, sollte sich mit folgendem Lebensmotto schützen: „mens sana in corpore sano" ist lateinisch und heißt etwa „ein gesunder Geist in einem gesunden Körper." Jeder Mensch kann seine körperlichen Ressourcen auf vielfältige Weise stärken, um gegen physischen wie psychischen Streß besser gewappnet zu sein.

4.1.3.1 Körperliche Bewegung und Rückenschule

Körperliche Aktivitäten helfen, den Alltagsstreß zu bewältigen. Ein körperlich trainierter Mensch ist weniger streßempfindlich und neigt seltener zu entsprechenden Reaktionen. Mit dem kör-

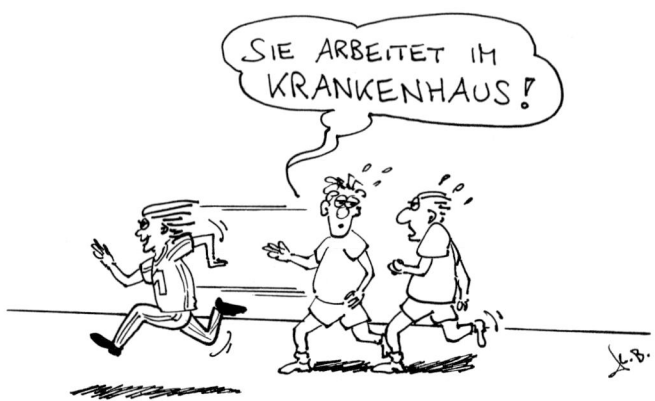

Sporteln

perlichen Leistungsvermögen steigen oft auch die **geistige Leistungsfähigkeit** und die emotionale Ausgeglichenheit.

Nach einem streßreichen Arbeitstag lenkt körperliche Betätigung, die nur etwa eine halbe Stunde dauern muß, von arbeitsbedingten Problemen ab. Müdigkeit und Entspannung stellen sich ein und der Nachtschlaf wird günstig beeinflußt. Der Kopf wird freier, depressive Stimmungen können gebessert werden.

Eine dauerhafte gute körperliche Leistungsfähigkeit läßt sich aber nur durch ein **regelmäßiges Ausdauertraining** erzielen, da die positive Wirkung sportlicher Betätigung – Entschlackung, bessere Durchblutung, Sauerstoffsättigung des Gewebes und Tonisierung der Muskulatur – nur einige Tage anhält. Der Körper bleibt bis ins Alter hinein trainierbar, eine Überbeanspruchung aus überzogenem Ehrgeiz ist dabei allerdings zu vermeiden.

Deshalb ist es sinnvoll, ein maßvolles, regelmäßiges Fitneßtraining in den Lebensalltag zu integrieren. Sportarten, die den persönlichen Neigungen entsprechen und möglichst große Muskelgruppen ausdauernd bewegen, z.B. Wandern, Laufen, Radfahren, Gymnastik, Tanzen oder Schwimmen, sind dafür am besten geeignet.

Tips für ein **herz- und kreislaufwirksames Ausdauertraining:**

– Die **Dauer des täglichen Trainings** sollte 12 Minuten hintereinander oder drei- bis viermal in der Woche ca. 30 Minuten betragen.

– Die **optimale Belastungsintensität,** die an der Herzfrequenz erkennbar ist, errechnet sich beim Gesunden aus der Formel: 180 minus Lebensalter.

Beispiel: 180 minus 40 (Jahre) = 140 Pulsschläge/min.

Rückenschule

Die Volkskrankheit **„krumme Haltung"** betrifft Pflegekräfte in besonderem Maße. Sie müssen oft stundenlang stehen (im OP) oder schwer heben (Patienten).

Die Konsequenz der krummen Haltung ist, daß die Wirbelsäule gebogen wird und die Bandscheiben ungleichmäßig belastet sind. Außerdem engt eine gebogene Wirbelsäule den Brust- und Bauchraum ein und schränkt dadurch die inneren Organe in ihrer Funktion ein.

Muskelverspannungen, die die krumme Haltung nach sich zieht, sind durch einfache Übungen zu vermeiden. Haltungsschäden kann vorgebeugt werden durch:

– **Richtiges Sitzen,** beim Sitzen Kopfvorbeugen und Rundrücken vermeiden, die Wirbelsäule kann im Lendenwirbelbereich durch eine Lehne gestützt werden
– **Entlasten der Wirbelsäule:** nicht zu lange ohne Unterbrechung sitzen, zwischendurch hinlegen (wenn möglich), nicht zu lange unbeweglich stehen
– **Richtiges Heben und Tragen:**
  nach Möglichkeit nicht mehr als 20 kg alleine heben, technische Hilfsmittel benutzen
  Last möglichst nah am Körper tragen
  Lasten symmetrisch tragen
  Beinstellung leicht gegrätscht, Kniegelenke leicht gebeugt
  Bücken mit gestrecktem Rücken, die Knie werden dabei gebeugt, die Hüfte „gekippt"

Weitere Übungen zur Rückengymnastik sind am besten in Kursen unter Anleitung zu erlernen. Sie werden von Krankenkassen, Volkshochschulen und auch von Fitneßcentern angeboten.

4.1.3.2   Ernährung, Genußmittel und gesunder Schlaf

Regelmäßige, ausgewogene Mahlzeiten gelten als wesentliche Voraussetzung für eine gesundheitserhaltende Ernährung. Für Pflegepersonen, die Schichtdienst leisten, ist die **Regelmäßigkeit der Nahrungsaufnahme** jedoch erschwert. Vor allem beim Dreischichtenwechsel, mit dem ständigen Wechsel von Arbeit, Freizeit, Erholung und Ruhe, sowie von Pausen- und Essenszeiten wird die Einnahme und Verteilung der Tageskost erheblich durcheinander gebracht. Diese Verschiebungen fordern vom Organismus erhöhte **Anpassungsleistungen**, die sich in Form von Appetitstörungen, Magenbeschwerden, Blähungen u.a. äußern können. Gerade aber die erhöhten Beanspruchungen durch den Schichtdienst und deren Auswirkungen (vgl. Kapitel 2 und 3) machen eine gesundheitsbewußte Ernährung notwendig.

Auch die Krankenhausküchen sollten ihren Beitrag dazu leisten, den Mitarbeitern gesunde, ausgewogene Mahlzeiten anzubieten. Hier hat bereits in vielen Krankenhäusern ein Umdenken stattgefunden. Mitarbeitern und auch Patienten stehen teilweise Salatbuffets oder Frühstücksbuffets zur Verfügung; es werden vermehrt Vollwertkost und vegetarische Gerichte angeboten und in den Zeiten, in denen die Küche geschlossen ist, können Getränke und vorbereitete Speisen aus Automaten bezogen werden. Dies ist ein Beitrag zur gesunden Ernährung, der nicht nur das Ziel hat, den individuellen Energiebedarf zu decken, sondern auch das Immunsystem zu stärken, das Nervensystem zu stabilisieren sowie ernährungs- und streßbedingten Erkrankungen vorzubeugen.

In Zukunft wird auch zu überlegen sein, ob die Krankenhäuser nicht verstärkt Lebensmittel aus ökologischem Landbau in die Essenszubereitung einbeziehen können.

Merke

Pausenzeiten: Abhängig von der Schicht (oder der Regelarbeitszeit) dienen Pausen auch der Einnahme einer Haupt- oder Zwischenmahlzeit. Die Pausenzeiten sollten daher in nicht zu kleine Einheiten „zerstückelt" werden, um eine Nahrungsaufnahme in Ruhe zu ermöglichen. In Bereichen der stationären Pflegearbeit sollten sich die Mitarbeiter der jeweiligen Schicht in Gruppen für die Pausenzeiten aufteilen, so daß die einen ungestört Pause machen können, während die anderen den Stationsbetrieb aufrechterhalten.

Bestandteile einer vollwertigen Ernährung

Eine ausgewogene und gesunde Ernährung setzt sich aus sieben Gruppen von Lebensmitteln zusammen (Abb. 4-1).

Um eine ausreichende Versorgung des Körpers mit Kohlenhydraten, Faserstoffen, Vitaminen, Mineralien und Spurenele-

Gruppe 7: Fett und Öl
30–40 g Streich-, Zubereitungsfett
(Magarine, Keim-, Distelöl, Halbfettprodukte)
und ca. 30–40 g verstecktes Fett

Gruppe 6: Fleisch, Fisch, Geflügel,
Fleisch-, Wurstwaren,
2 x/Woche 200–250 g Seefisch (z.B. Kabeljau,
Rotbarsch, Scholle, Hering, Lachs); 2–3 x/Woche
150–200 g Fleisch oder Geflügel; fettarme/
-reduzierte Wurst (Brot dünn belegen)

Gruppe 5: Milch, Milchprodukte, Käse
pro Tag: $1/4$ l Milch (auch Buttermilch, Kefir, Kakao)
und 250 g Joghurt oder Quarkspeisen und zwei
Portionen (50–90 g) Käse,
jeweils fettarme/-ärmere Produkte

Gruppe 4: Getränke
pro Tag: 1,5–2 Liter als Getränke, kalziumhaltiges
(> 150 mg Ca/l) Mineralwasser, ungezuckerte
(oder mit Süßstoff) Zitrusfrucht-, Obst-,
Multivitaminsäfte, Fruchtsaftschorlen, Gemüsesäfte
(auf Kochsalz achten!), Kräuter-, Früchtetee,
Kaffee, grüner und schwarzer Tee in Maßen (ca. 2–4 Ts./Tag)

Gruppe 3: Frischobst und Nüsse
pro Tag: ca. 150–300 g Obst (z.B. Zitrusfrüchte, Äpfel, Kiwis,
Bananen, Beerenobst), Nüsse nur gelegentlich
und in kleinen Mengen (z.B. Müsli, Obstsalat)
(keine gesalzenen oder gesüßten Produkte)

Gruppe 2: Gemüse aller Art (inkl. Pilze), Salate und Hülsenfrüchte
pro Tag: 150–200 g Gemüse
(alternativ auch Hülsenfrüchte, z.B. Eintopf) und ca. 50 g Salat

Gruppe 1: Getreide, Getreideprodukte, Kartoffeln
pro Tag: 3–4 Scheiben Brot (Vollkorn-, Roggen-, Roggenmischbrot, ballaststoff-
reiches Knäcke) oder 2 Scheiben Brot und 2 Brötchen und 150 g Kartoffeln im
Wechsel mit 1 Portion Nudeln oder Reis (Vollkornprodukte, je ca. 50 g Rohware)

Abb. 4-1 Ernährungspyramide

menten zu gewährleisten, sollten etwa zwei Drittel der täglichen
Nahrungsmittel aus pflanzlichen Lebensmitteln bestehen. Weitere
Bestandteile der Nahrung sind Milch, Milchprodukte und Käse,
da diese Erzeugnisse den täglichen Bedarf an Kalzium abdecken.
Eine kalziumreiche Ernährung ist besonders für den Aufbau und
Erhalt von Knochen und Zähnen, aber auch für die Blutgerin-
nung, Muskelaktivität und Reizübermittlung notwendig. Gerade
Frauen sollten ausdrücklich auf eine gute Kalziumversorgung
achten, da sie durch die hormonelle Umstellung nach der Meno-
pause ein erhöhtes Risikopotential für die Erkrankung an Osteo-
porose aufweisen, der durch ausreichende Kalziumaufnahme
entgegengewirkt werden kann.

Obwohl auch Fleisch, Fisch und Fette wichtige Beiträge zu einer
gesunden Ernährung leisten, wie z.B. die Versorgung mit Eiweiß,
Eisen, Vitaminen, Jod und ungesättigten Fettsäuren, sollten sie
eigentlich weniger häufig verzehrt werden, als dies in unserem
Kulturkreis üblich ist. Viele der heutigen Zivilisationskrankheiten
(Herz-/Kreislauferkrankungen, Bluthochdruck, Erkrankungen des
Darms etc.) entstehen durch eine Ernährung mit zuviel (tieri-
schem) Fett, aber auch durch hohen Zucker- und Alkoholkonsum.

Das „A und O" einer ausgewogenen Ernährung ist jedoch die
richtige Verteilung der einzelnen Lebensmittelgruppen bei der
täglichen Nahrungsaufnahme (vgl. Abb. 4-1).

Tageskostplan und Verteilung der Tageskost

Ein gesunder Tageskostplan soll eine angemessene Menge und
ausgewogene Verteilung an Nahrungsmitteln gewährleisten. Der
Pflegeberuf zählt zu den mittelschweren körperlichen Arbeiten,
woraus sich ein Energiebedarf von 40 kcal pro Tag und kg Körpergewicht ergibt.

Für die Essenseinnahme im Krankenhaus ist es am besten, wenn
bei der Zusammenstellung des Menüs aus einem reichhaltigen
Angebot kombiniert werden kann. Die **Öffnungszeiten der Kan-
tinen** sollten in erster Linie den Bedürfnissen der Angestellten
und nicht primär organisatorischen und wirtschaftlichen
Gesichtspunkten angepaßt werden. Gesundheitsförderlich ist das
Angebot von **kleinen Zwischenmahlzeiten,** z.B. für das zweite
Frühstück oder für die Pause am Nachmittag. Mehrere kleine

Mahlzeiten sorgen für eine Stabilität des Blutzuckerspiegels und fördern Vitalität und Leistungsbereitschaft, da der Organismus hier nicht unnötig durch die Verdauungstätigkeit von Magen und Darm überlastet wird.

Beispiel für die Verteilung der täglichen Gesamtkalorienzufuhr in Prozent.

Erstes Frühstück	20%
Zweites Frühstück	10%
Mittagessen	35%
Zwischenmahlzeit	10%
Abendessen	25%

Antioxidanzien

Dem Alterungsprozeß geht ein Zelltod voraus, der u.a. durch sogenannte **freie Radikale** (Oxidanzien) ausgelöst wird. In diesen Abläufen werden vor allem Fettsäuren, aber auch Eiweißmoleküle, Kohlenhydrate und Nukleinsäuren zerstört. Freie Radikale sind hochgradig reaktionsfähige Substanzen (Atome, Moleküle oder Ionen mit einem oder mehreren ungepaarten Elektronen), die Kettenreaktionen auslösen können. Entscheidend für das Ausmaß dieses Oxidationsprozesses ist ein negatives Verhältnis zwischen der Anzahl freier Radikale, die anderen Molekülen ein Elektron entreißen, und der vorhandenen Menge von Antioxidanzien (z.B. Vitamine A, C, E), die den Oxidationsprozeß bremsen. Sind mehrere Antioxidanzien wie Vitamin A, C und E sowie Spuren von Selen gleichzeitig im Körper vorhanden, kann sich deren gesundheitsfördernde Wirkung vervielfachen. Möglicherweise werden dadurch pathophysiologische Effekte, die unterschiedliche Erkrankungen und Organschädigungen zur Folge haben können, etwa grauer Star, Arteriosklerose, Krebs und senile Demenz, verhindert oder in ihrer Entwicklung verlangsamt. Freie Radikale **entstehen im Stoffwechsel (innere Faktoren),** z.B. in Makrophagen, im Gewebe unter Einwirkung bestimmter Enzyme und in der Atemkette. Auch **äußere Faktoren** können ihre Entstehung begünstigen, z.B. übermäßiger Konsum von

Alkohol, Nikotin, Kaffee, bestimmte Medikamente, länger andauernder Schlafmangel, Disstreß, zu intensive und zu lange Einwirkung von UV-Strahlen.

Der Organismus ist stets endogen wie exogen einwirkenden Radikalen ausgesetzt, die u.a. für den physiologischen Alterungsprozeß und das Entstehen von Krankheiten verantwortlich sind. Der gesunde Mensch verfügt über **Abwehrmechanismen,** die in der Lage sind, ein Gleichgewicht zwischen Oxidanzien und Schutzstoffen aufrechtzuerhalten. Zu diesen Antioxidanzien zählen u.a. die Vitamine C, E und Beta-Carotin. Das Beta-Carotin erfüllt diese Aufgabe unabhängig von seiner Bedeutung als Provitamin A. Nach heutigem Kenntnisstand wirken mit großer Wahrscheinlichkeit auch andere in der pflanzlichen Nahrung enthaltene Carotinoide antioxidativ, die nicht in Vitamin A umgewandelt werden können. Weiteren Schutz vor Oxidanzien bieten Stoffe wie Flavonide, Polyphenole usw., die u.a. in Kohlgemüse, grünem und schwarzem Tee enthalten sind (vgl. Tab. 4-1).

Bei Tieren in der freien Natur wurde die Beobachtung gemacht, daß diese unter Streßeinwirkung instinktiv nach antioxidanzienreichem Futter suchen, um sich vor dem Ansturm von Streßradikalen zu schützen. Auch Menschen, die verstärkt unter Streß stehen, sollten dieses Wissen nutzen. Eine gesundheitsbewußte Ernährung, die eine ausreichende Aufnahme von Antioxidanzien gewährleistet, beseitigt zwar nicht die Ursache von Streß, kann aber die unerwünschten Oxidationsprozesse abmildern.

Tab. 4-1 Tagesbedarf und Lieferanten von Antioxidanzien.

Antioxidanzien	Lieferanten	Tagesbedarf
Vitamin A, Carotinoide	rotes, gelbes, orangefarbenes und dunkelgrünes Gemüse und Obst, z.B. Karotten, Spinat, Kürbis, Aprikosen, Brokkoli	15–25 mg
Vitamin C	Obst und Gemüse, z.B. Südfrüchte, Kartoffeln, Petersilie	200 mg
Vitamin E	Pflanzenöle, Nüsse, Soja- und Vollkornprodukte	15–30 mg
Selen	Vollkornprodukte, Fleisch, Hülsenfrüchte	20–100 µg

Umgang mit Genußmitteln

Koffein ist in der Bundesrepublik Deutschland und in den USA das gebräuchlichste Anregungsmittel. Nicht nur in Tee und Kaffee ist Koffein enthalten, sondern auch in Colagetränken, Schokolade und verschiedenen Medikamenten. Im Pflegebereich ist dieses Genußmittel, bedingt durch den Schichtdienst und den morgendlich frühen Arbeitsbeginn, weit verbreitet. Im Pflegeberuf greift man häufig auf Koffein zurück, um „fit" zu werden oder um sich im Nachtdienst „wach zu halten". Bei vielen tritt die gewünschte Wirkung ein und sie werden nach dem Aufstehen schneller munter bzw. können im Nachtdienst besser durchhalten.

Leider wird die Wirkung des Kaffees häufig unterschätzt. Die **stimulierende Wirkung** erreicht erst nach zwei bis drei Stunden ihren Höhepunkt und hält dann noch einige Stunden an. Dies kann, besonders nach einem Nachtdienst, zu Schlafstörungen führen. Deshalb sollte die letzte Tasse Kaffee mindestens acht Stunden vor dem Schlafengehen getrunken werden. Das Koffein wirkt von Mensch zu Mensch unterschiedlich; manche reagieren schon bei geringen Dosen, andere benötigen mehr. Erwiesen ist jedoch, daß die Wirkung toleranzabhängig ist, d.h. sie ist bei täglicher Mehrfachbelastung schwächer als bei gelegentlichem Genuß. Ab einer Dosis von 1 g Koffein treten Schlaflosigkeit, Unruhe, und Erregungserscheinungen bis zum leichten Delir auf. Außerdem können Tachykardie und Extrasystolie hinzukommen. Die tödliche Dosis für den Menschen liegt bei 10 g. Anhand der Tabelle 4-2 können Sie Ihren täglichen Koffeinkonsum leichter einschätzen.

Auch der **Nikotinkonsum** ist im Pflegeberuf weit verbreitet. Zur Zeit rauchen ungefähr 70 Prozent der Männer und 30 Prozent der Frauen. Die verschiedenen Nebenwirkungen des Tabakkonsums sind erwiesen und den meisten bekannt (Arteriosklerose, Koronarerkrankungen, Magen- und Darmerkrankungen, Krebs etc.). Der Tabak hat je nach Dosierung und Dauer der Einwirkung eine **erregende oder eine lähmende Wirkung** auf die vegetativen Ganglien. Dieser Mechanismus beeinflußt daher auch das Schlafverhalten. Die tödliche Dosis liegt bei 1 mg/kg Körpergewicht. Eine Zigarette mit einem Gewicht von 1 g enthält etwa 10 mg Nikotin, eine Zigarre von 6 g ungefähr 90 mg. Weiterhin beeinflußt **Alkoholkonsum** das Schlafverhalten.

Tab. 4-2 Wieviel Koffein nehmen Sie pro Tag zu sich?

Kaffee	... Tassen	à ... mg	= ...... mg/d
Tee	... Tassen	à ... mg	= ...... mg/d
Kakao	... Tassen	à ... mg	= ...... mg/d
Colagetränke	... Gläser	à ... mg	= ...... mg/d
Medikamente	... Tabletten	à ... mg	= ...... mg/d
Schokolade	... Tafel	à ... mg	= ...... mg/d

Durchschnittswerte (an Koffein/Tee in mg):
pro Tasse

Löslicher Kaffee:	66 mg
Fliterkaffee aus der Kaffeemaschine:	110 mg
Filterkaffee (tassenweise gefiltert):	146 mg
Teebeutel, 5 Minuten gezogen:	46 mg
Teebeutel, 1 Minute gezogen:	28 mg
Loser Tee, 5 Minuten gezogen:	40 mg
Kakao:	13 mg

Colagetränke pro 0,3 Liter:

Coca-Cola:	65 mg
Pepsi-Cola:	43 mg

Schokolade pro Tafel:	25 mg

Alkohol wirkt bei vielen Menschen als „Einschlafhilfe", der Schlaf selbst ist dann unruhig und nicht erholsam. Am nächsten Morgen sind die unangenehmen Nebenwirkungen des Alkohol„genusses" deutlich zu spüren: trockener Mund, Muskel- und Kopfschmerzen, man fühlt sich ausgelaugt und zerschlagen.

Merke

Daher ist ein maßvoller Umgang mit allen Genußmitteln ratsam, um wirklich von „Genuß" sprechen zu können.

4.1.3.3 Ausruhen und Abschalten mit Shiatsu-Massage

Geschichte des Shiatsu

Shiatsu wurde Anfang dieses Jahrhunderts in Japan entwickelt, die Geschichte des Shiatsu läßt sich aber bis ins China der Zeit um 530 vor Christus zurückverfolgen. Ein Mönch führte dort ein System von Übungen zum Erlangen der Sinneskontrolle und zur Erhaltung der Gesundheit ein, das **Tao-yin** (japanisch DO-IN). **DO-IN** sind Übungen zur Selbstbehandlung durch Massage, Akupressur, Bewegung und bewußtes Atmen.

DO-IN verbreitete sich zusammen mit anderen chinesischen Heilmethoden in Asien. Die traditionelle chinesische Medizin wurde im zehnten Jahrhundert nach Christus in Japan bekannt und hat sich mit der Anma-Massage sowie Drücken und Massieren der Akupunkturpunkte zu einem System verbunden, aus dem sich das heutige Shiatsu entwickelt hat. Seit den 50er Jahren unseres Jahrhunderts ist Shiatsu in Japan als legitime **Therapiemethode** anerkannt.

Grundlagen des Shiatsu

Die klassische chinesische Medizin arbeitet mit dem Gleichgewichtsmodell der Energien **Yin und Yang.** Die bestehende, nach Tätigkeit verlangende Energie Yin und die entstehende, nach Gestaltung verlangende Energie Yang wirken nicht für sich, sondern miteinander. Das Gleichgewicht zwischen beiden Energien schafft Wohlbefinden und Tatkraft, ähnlich wie im Sprichwort „Jedes zu seiner Zeit und alles an seinem Ort".

Ist das ordnende und formende Zusammenspiel von Yin und Yang harmonisch, dann wachsen die körperlichen und geistigen Kräfte des Menschen, er bewegt sich vorwärts. Ist es gestört, so wird auch sein Wachstum gestört und er erkrankt.

Die einzelnen Körper im Kosmos sind nach altchinesischer Überzeugung offene **Energiesysteme** mit fließenden Grenzen, und jeder Körper, jede Zelle enthält in sich den gesamten Kosmos. Zelle und Gesamtkörper, Körper und Gesellschaft, Gesellschaft und Umwelt spiegeln einander. Der Makrokosmos beeinflußt die Harmonie im Mikrokosmos (Mensch) und umgekehrt ist jeder einzelne Mensch für die Harmonie und Balance und für die Gesundheit des Ganzen verantwortlich: für die Gesellschaft, die Umwelt, den gesamten Makrokosmos. Tun wir etwas für unsere

Gesundheit, so handeln wir auch für die Umwelt, den gesamten Kosmos.

Wenn wir uns wohlfühlen, fließt das **Chi** (die Lebensenergie) in **Harmonie**. Wenn Chi im Körper in Bewegung kommt, nachdem es oft über Jahre festgehalten wurde, zeigt sich das in ungewohnter Kälte oder Wärme, in einem Kribbeln, in Schwere oder Leichtigkeit. Gifte und Schlackenstoffe werden im Körper aufgewirbelt und dadurch ausgeschieden. Wenn Gifte im Blut kreisen, kann sich dies in Müdigkeit, Kopf-, Rücken-, Gelenk- und Muskelschmerzen sowie Unwohlsein äußern. Alte Krankheitssymptome können sich zeigen. Solche Reaktionen zeigen an, daß der Körper sich reinigt und eine Heilung beginnen kann. Gifte in unserem Körper kommen aus der Umwelt, von falschem Essen und unausgedrückten Gefühlen.

Nach der traditionellen chinesischen Körperlehre hat der Mensch zwölf sogenannte **Hauptmeridiane** (Abb. 4-2), die nach dem Organ benannt werden, mit dem sie verbunden sind. Die Meridiane verbinden die Körperoberfläche mit dem Körperinneren. Zur Körperoberfläche gehören Haut, Blut und Lymphgefäße, Muskeln, Sehnen und Knochen. Die inneren Organe bestehen aus fünf Speicher- und fünf Hohlorganen.

Die Yang-Meridiane der oberen Körperhälfte beginnen an den Fingerspitzen, verlaufen beidseitig an der Außenseite (Yang) der Arme über die Schultern zum Kopf. Dort verbinden sie sich mit den Yang-Meridianen der unteren Körperhälfte, die vom Kopf über den Rücken und die Außenseite der Beine bis zu den Zehenspitzen fließen. Jeweils an der Innenseite der Arme und Beine und an der Vorderseite des Körpers verlaufen die Yin-Meridiane, die sich im Brustbereich miteinander verbinden. Sie sind durch sogenannte Nebengefäße ebenfalls mit dem Kopf verbunden.

Die Verbindungspunkte der Yin- und Yang-Meridiane liegen im Gesicht. Die Verbindung zwischen der Körperoberfläche und dem Körperinneren wird durch Nebenmeridiane hergestellt, die sich von den Hauptmeridianen abzweigen. Sticht man mit einer Akupunkturnadel den Abzweigungspunkt von Haupt- und Nebenmeridian, so kann man mit dem Stich Körperoberfläche, Körperinneres und den in seiner Funktion ähnlich wirkenden Meridian erreichen. Die **Akupunkturpunkte** sind entlang der Meridiane über den ganzen Körper verteilt.

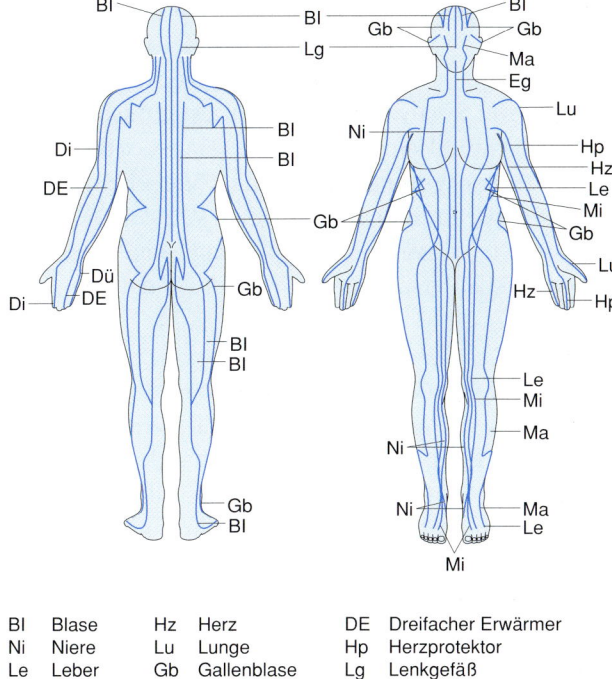

BI	Blase	Hz	Herz	DE	Dreifacher Erwärmer
Ni	Niere	Lu	Lunge	Hp	Herzprotektor
Le	Leber	Gb	Gallenblase	Lg	Lenkgefäß
Ma	Magen	Dü	Dünndarm		

Abb. 4-2 Meridiane. Neben den „Organmeridianen" sind „Dreifacher Erwärmer", „Herzprotektor", „Lenkgefäß" und „Empfangsgefäß" weitere wichtige Meridiane.

Shiatsu-Behandlungstechnik

Shiatsu bedeutet **Fingerdruck**. Bei einer Shiatsu-Massage werden jedoch auch die Handballen, Ellbogen, Knie oder Füße eingesetzt. Akupressur, Harabehandlung, Meridiandehnung und Gelenkrotationen sind die Grundlage. Dazu kommen verschiedene Massagetechniken, wie Schütteln, Kneten, Klopfen und Reiben des Körpers.

Das leichte **Schütteln** von Armen und Beinen ist eine Einladung zum Loslassen von Muskel-und Gewebsverspannungen und bringt dadurch die gebundene Lebensenergie im Körper wieder in Bewegung.

Ein leichtes und angenehmes **Klopfen** mit den Fingern oder mit locker zusammengelegten Händen wirkt vitalisierend.

Dehnungen regen den Kreislauf sowie den Lymphfluß an und stimulieren die Lebensenergie in den Meridianen und Akupunkturpunkten (jap. Tsubos), sie verbessern auch die Beweglichkeit. Shiatsu am **Hara** (Bauch) gilt in Japan als wichtigster Abschnitt einer Behandlung. Es gibt Shiatsu-Therapeuten, die ausschließlich am Hara arbeiten. Die einfühlsame Arbeit am Hara ist entspannend und fördert die Ausscheidung von Toxinen. Viele Menschen sind nicht daran gewöhnt, am Bauch berührt zu werden. Die Berührung sollte deshalb langsam und empfindsam sein. Folgende Punkte sollte die Person, die Shiatsu anwendet, beachten:

▶ **Druckstärke**

Der Druck bei einer Shiatsu-Massage wird senkrecht zur Körperoberfläche des Shiatsu-Partners gegeben. Dabei legt man Daumen, Finger oder Handfläche auf die zu behandelnde Körperregion oder den Meridian. Hände, Hand-, Ellbogen und Schultergelenke bleiben locker dabei. Die Berührung muß sich für den Behandler gut anfühlen, sonst muß er eine andere Körperstelle suchen oder die Position seiner Hände verändern. Fühlt sich die Auflagefläche gut an, verstärkt der Behandler langsam den Druck, indem er sein Körpergewicht mehr und mehr über seine Hände bringt. Keinesfalls darf der Druck mechanisch über die Muskelkraft erfolgen, da der Shiatsu-Partner dies als unangenehmen Druck empfindet und dem Widerstand entgegensetzt. Der Druck und die Intensität entstehen durch die Verlagerung des Körpergewichts. Um mit dem Körpergewicht arbeiten zu können, ist es wichtig, daß der Behandler mit seinem Körper in Kontakt ist und sich aus seiner Mitte heraus bewegt. Die ganze Person ist bei dem, was er tut, nicht nur die Hände. Man geht langsam tiefer, verstärkt so die Intensität und hält sie. Wie lange und wie tief der Druck sein soll, hängt von der Schmerzgrenze des Shiatsu-Partners an dieser Stelle ab. Zur Stimulierung der Akupunkturpunkte gibt man Druck mit den Fingerkuppen oder Fingerspitzen. Mit zwei Daumen übereinander kann der Druck, wenn nötig, gesteigert werden. Die Finger sind geeignet für empfindlichere Stellen, wie Gesicht, Bauch oder für die Arbeit mit Babys. Mit der Handfläche können großflächige Teile des Körpers behandelt werden, wie Rücken, Bauch, Oberschenkel und Oberarme. Ellbogen, Knie und die Füße sind vorsichtig einzusetzen, da die meisten Menschen damit oft nicht so sensibel sind wie mit ihren Händen und Fingern.

▶ **Rhythmus**

Die Abfolge von Druck geben und Druck lösen soll in einem **fließenden Rhythmus** geschehen. Dies gilt auch, wenn man an bestimmten Stellen unterschiedlich lang verweilt. Meist orientiert sich der Rhythmus am Atem des Shiatsu-Partners. Dadurch ergibt sich ein Fluß in der Bewegung, die Kontinuität in der Behandlungsabfolge gewährleistet. Der Shiatsu-Partner bekommt mehr Sicherheit und Zutrauen und kann sich besser entspannen.

▶ **Atmung**

Die Atmung des Shiatsu-Partners gibt Auskunft darüber, wie die Shiatsu-Massage bei ihm ankommt. Ist der Atem ruhig und tief, zeigt das, daß der Shiatsu-Partner sich wohlfühlt. Hält er den Atem an, kann dies anzeigen, daß er Schmerzen hat. Während des Ausatmens des Shiatsu-Partners den Druck langsam bis zur Schmerzgrenze verstärken und bis zum nächsten Einatmen beibehalten. Die Schmerzgrenze ist ein leichter Schmerz, der als noch wohltuend empfunden wird. Während des Ausatmens löst und entspannt sich der Körper, es ist der ausscheidende Teil des Atemzyklus. Besonders wichtig ist das Drücken während der Ausatmung, wenn man am Hara und im Torso-Bereich arbeitet.

▶ **Kontakt** mit dem Shiatsu-Partner während der Massage
Wenn möglich, mit beiden Händen im Kontakt mit dem Shiatsu-Partner bleiben. Bei einer Behandlung ist meist eine Hand aktiv, sie geht entlang der Meridiane und verweilt auf den Akupunkturpunkten. Die andere Hand ruht auf dem Körper und gibt so Sicherheit und beruhigt. Mit ihr kann die Energiebewegung im Körper gespürt werden. Beim Wechseln einer Stellung daran denken, im Kontakt mit dem Shiatsu-Partner zu bleiben, damit er weiß, wo sich der Behandler befindet. So kann das Vertrauen wachsen und der Shiatsu-Partner fühlt sich in guten Händen. Es entsteht eine Stetigkeit in der Behandlung.

▶ **Hara**

Das Hara (der Bauch) ist das **physische Zentrum** unseres Körpers. Das energetische Zentrum und der physische Mittel-

punkt des Haras wird **Tandem** genannt, ein Punkt, der sich
zweifingerbreit unter dem Nabel befindet. Ist der Mensch in
seinem Hara zentriert, so harmonisiert das seinen Körper, den
Geist, das Gefühlsleben und beruhigt seine Gedanken. Wer
aus dem Hara heraus lebt, ist mit seinem ganzen Sein in Verbindung und gleichzeitig auch mit seinen Mitmenschen und
der Natur in Kontakt. Die **Wirksamkeit** der Shiatsu-Massage
hängt vom Kontakt mit uns selbst und der Präsenz im Hier
und Jetzt ab. Ist der Mensch mit seinem Hara in Verbindung,
weiß er, wer er ist. Er bekommt mehr und mehr ein Bewußtsein für seine Bewegungen, und die Sensibilität steigert sich.
Shiatsu ist mühelos. Es zu geben kann ein Training sein, aus
dem Hara heraus zu leben.

Es gibt verschiedene **Möglichkeiten einer Shiatsu-Behandlung:**
- Shiatsu-Teilmassage
  Rücken, Bauch, Nacken, Schultern, Kopf, Arme, Hände, Beine,
  Füße, Dauer 10 bis 15 Minuten
- Ganzkörper-Shiatsu-Massage
  Dauer 30 bis 45 Minuten
- Shiatsu-Therapie
  Hierzu bedarf es einer fundierten Ausbildung und längerer
  praktischer Erfahrung.
  Grundsätzlich kann jeder Shiatsu erhalten, der sich berühren
  läßt, sofern keine medizinische Kontraindikation besteht
  (z.B. im Bereich von Entzündungen, bei Krampfadern). Shiatsu
  ist sinnvoll einzusetzen, z.B.:
- als Begleitung zu anderen Therapien, um den Heilungsprozeß
  zu unterstützen
- in der Regenerationsphase
- in oder vor Streßsituationen
- bei Muskelverspannungen und Unruhe
- bei Kopf- und Rückenschmerzen, Verstopfung, Verdauungs-
  störungen

Wie erfolgt eine Shiatsu-Massage?

Shiatsu kann im **Liegen** (Bauch-, Rücken- oder Seitenlage) oder
im **Sitzen** gegeben werden. Die Behandlung findet am besten
auf einer Matte am Boden statt. Die Unterlage sollte fest sein, zur

besseren Lagerung sollten Kissen in verschiedenen Größen in Reichweite bereitliegen.

Shiatsu wird traditionell am **bekleideten Körper** ausgeübt. Hierzu eignet sich am besten bequeme Baumwollkleidung wie T-Shirt und Leggings.

Beim Shiatsu arbeitet man immer auf **beiden Seiten** des **Körpers**. Was am rechten Bein behandelt wird, wiederholt sich in gleicher Weise auch am linken Bein.

Es kommen immer beide Hände gleichzeitig zum Einsatz. Dabei den ganzen Körper einsetzen, das Körpergewicht verlagern und nicht nur mit dem Daumen oder den Fingern drücken. Die Kraft sollte aus unserem Bauch (Hara) kommen und ohne Zwang.

Bei Menschen, die noch nie eine Shiatsu-Massage erhielten, empfiehlt es sich, am Rücken zu beginnen. Dieser Teil des Körpers ist am meisten geschützt.

Die Massage ist zum **Schluß** abzurunden, indem mit den Händen zu den Füßen und/oder zum Hara (Bauch) gegangen und dort kurz verweilt wird.

Die Massage noch fünf bis zehn Minuten **nachwirken** lassen. Nach der Massage Hände mit kaltem Wasser waschen. Die vom Shiatsu-Partner während der Massage aufgenommene Energie fließt auf diese Weise ab.

Wirkungen des Shiatsu

Shiatsu wird in erster Linie zur **Erhaltung der Gesundheit** gegeben. Die Aufmerksamkeit richtet sich auf das, was schon gesund ist, dadurch wird das Gesunde gestärkt.

Durch die Mobilisierung der gebundenen Energie in uns fühlen wir uns voller Kraft und in lebendiger Ruhe.

Auf der physischen Ebene stimuliert Shiatsu den Blut- und Lymphstrom, das Hämoglobin-Potential wächst, der Sauerstoff-Transport im Blut wird effektiver. Die tiefe Entspannung beim Shiatsu senkt den Blutdruck und die Herzfrequenz, die Nerven werden beruhigt, der Endorphin-Haushalt angekurbelt. Als **Endorphine** bezeichnet man im Körper vorhandene Morphine, welche die Schmerzwahrnehmung herabsetzen. Sie wirken heilungsfördernd und energiesteigernd, ohne süchtig zu machen. Das Auflösen von Muskelverspannungen durch Shiatsu bewirkt eine Alphawellenreaktion im Gehirn. In diesem tiefen Entspannungszustand arbeitet der Kreislauf verstärkt. Gifte werden aus unserem Körper transportiert, die Vitalität und das Wohlbefinden gesteigert.

Mögliche **Reaktionen auf eine Shiatsu-Massage:**
Meistens bewirkt eine Shiatsu-Massage **Entspannung,** ein Gefühl von Leichtigkeit, Wohlbefinden und Frische.
Es kann allerdings auch zu **unangenehmen Reaktionen** kommen. Eine Shiatsu-Massage aktiviert im Körper gebundene Lebensenergie. Der Körper beginnt, sich von den Toxinen zu befreien. Dadurch können Symptome wie Müdigkeit, Kopfschmerzen, Übelkeit, Gelenk- und Muskelschmerzen oder Hautausschläge vorübergehend auftreten. Diese Reaktionen sind keine neue Krankheit, sondern sie zeigen, daß der Körper sich reinigt und es zur Heilung kommt. Vor allem, wenn wir dem Organismus die **Zeit** und **Ruhe** geben, die er für diesen **Reinigungs-und Heilungsprozeß** benötigt. Diese Symptome zeigen sich besonders bei Menschen, in denen sich viele Giftstoffe angesammelt haben. Wird der Körper gesünder und harmonischer, reduzieren sich solche Reaktionen.
Diese Effekte zeigen sich meist einige Stunden nach einer Shiatsu-Massage und können bis zu einem Tag anhalten. Die Symptome sind meist körperlich, manchmal führt es jedoch auch zu emotionaler Unausgeglichenheit.
In dieser Zeit ist keine weitere Shiatsu-Massage angezeigt, vielmehr ist der Betroffene zu ermutigen, die Reaktionen nicht zu unterdrücken, da sie keine neue Krankheit sind, sondern eine Heilreaktion.

Selbsterfahrung mit Shiatsu

Am meisten lernt der Mensch durch die **Erfahrung** an seinem **eigenen Körper**. Auch die Feinheiten des Shiatsu sind durch eigenes Wahrnehmen und viel Praxis erlernbar. Es ist von Vorteil, zuerst mit Menschen Erfahrungen zu sammeln, zu denen man eine gute Beziehung hat, wie Freunde, Familienangehörige oder Lebenspartner. Es sollten keine physisch manifesten Krankheiten vorliegen, die einer ärztlichen Behandlung bedürfen.
Welches **Heilungspotential Berührung** hat, ist noch nicht voll-

ständig erforscht, auch sind die Anwendungsbereiche noch nicht ausgeschöpft.

Pflegepersonal mit Shiatsu-Erfahrung ist selbst ausgeglichener, vitaler und ruhiger, und das wirkt sich selbstverständlich auf die Patienten und die Umgebung aus. Menschen, die in sozialen Berufen tätig sind, brauchen selbst auch Zuwendung, um diese wieder weitergeben zu können. Eine sensible Shiatsu-Massage macht sensibler für den anderen, für das was er braucht und wie er es braucht.

In den Krankenhäusern in den USA werden Krankenpflegekräfte und Ärzte immer häufiger von Vorgesetzten dazu animiert, sich mit Berührungstherapien, wie Shiatsu, zu beschäftigen und sich schulen zu lassen, damit sie die Wirkung einer mitfühlenden Berührung selbst erleben.

Es ist zu hoffen, daß diese Erfahrungen auch im deutschen Gesundheitswesen in Zukunft umgesetzt werden.

Merke

Eine Shiatsu-Massage kann **Streß abbauen** und beim **Entspannen** helfen. Um diese positive Wirkung auch im Alltag zu spüren, ist es allerdings wichtig zu wissen, was in der jeweiligen Lebensweise Streß auslöst, und bereit dazu sein, etwas zu verändern.

4.1.3.4 Auftanken mit Aromatologie

„Die Augen sind die Wege des Menschen, die Nase ist sein Verstand"
(Hildegard von Bingen, vor 800 Jahren).

Geschichte der Aromatologie

Die Geschichte der Aromatherapie, das Heilen mit Duftstoffen, reicht viele Jahrtausende zurück. In den frühen Hochkulturen Mesopotamiens fanden Öle und Räucherwerk Verwendung bei religiösen Zeremonien, in der Heilkunde, der Haut- und Haarpflege.

Bei den Ägyptern, Griechen und im Römischen Reich entwickelten sich viele Methoden der Anwendung von Duftstoffen.

Bekannt waren **Herstellungsarten** wie Pulverisierung und Destillation. Ärzte behandelten Kranke mit Ölen und Essenzen. Aber auch Gesunde erfrischten und erfreuten sich an den Wohlgerüchen bestimmter Blüten, Blätter, Rinden und Wurzeln. Liebende lockten sich mit Duft-Botschaften.

Durch die Kreuzzüge des Mittelalters gelangten viele Öle aus dem Vorderen Orient nach Europa, vor allem nach Frankreich, Italien und England.

Am Hofe Ludwig des XV. schrieb die Etikette täglich ein anderes Parfum vor. Neben Rosenwasser waren Veilchen-, Thymian-, Lavendel- und Rosmarindüfte en vogue.

Im 19. Jahrhundert konnten dann einzelne Bestandteile der Öle isoliert werden. Doch erst im 20. Jahrhundert begann man, sich erneut mit den **Heileigenschaften ätherischer Öle** zu befassen.

Der Vater der modernen **Aromatherapie,** René-Maurice Gattefosse, beschrieb in seinem 1937 erschienenen Buch „Aromatherapie" die Anwendung der ätherischen Öle im therapeutischen Bereich. Sein Einfluß bewirkte die Förderung des Anbaus von Aromapflanzen, vor allem Lavendel, und die Weiterentwicklung spezieller Destillationsgeräte.

Seit den 60er Jahren gelingt insbesondere durch verbesserte chromatographische Verfahren eine exakte Analyse und Charakterisierung von Aromastoffen.

Seit Beginn der 80er Jahre setzt die Heilpraktikerin Susanne Fischer-Rizzi wichtige Impulse in der Anwendung ätherischer Öle. Sie verfaßte 1989 den Bestseller „Die himmlischen Düfte".

Definitionen

- Aromatologie

  Die Aromatologie ist die Lehre von der Herstellung, Zusammensetzung und Anwendung von natürlichen Duftstoffen.
- Aromatherapie

  Die Aromatherapie ist die therapeutische Verwendung von natürlichen Duftstoffen, entsprechend den Prinzipien der Naturheilverfahren.
- Aromakologie

  Unter Aromakologie versteht man die Anwendung von chemisch definierten, meist synthetischen Riechstoffen zur Erzielung psychischer Wirkungen (Stimmungsveränderung).

– Osmologie
  Die Osmologie beinhaltet das traditionelle und wissenschaft-
  liche Wissen von der Wirkung von Düften, insbesondere auf die
  Psyche und das Nervensystem.
– Osmotherapie
  Osmotherapie ist die Anwendung osmologischer Kenntnisse im
  therapeutischen Bereich, auch Duftheilkunde genannt.
Für die Anwendung ätherischer Öle in der Pflege (Krankenpflege
und Selbstpflege) ist der **Begriff der Aromatologie** gebräuchlich.
Einen Hinweis auf den Zusammenhang der Methode mit dem
Arbeitsfeld gibt der sich ebenfalls zunehmend verbreitende Begriff
der **Aromapflege.**

Wirkung der Aromastoffe

Hunderte von chemischen Bestandteilen können in einem ätheri-
schen Öl enthalten sein. Kaffee enthält z.B. über 400 aromatische
Stoffe.
Duftende Stoffe geben ständig winzige Mengen von spezifischen
Molekülen in die Luft ab. Diese gelangen in der Nase bis zum
Riechepithel, wo sie durch Andocken an Rezeptoren einen
Sinnesreiz auslösen. Messungen mit Duftstoffen zeigten, daß sich
nach 200 bis 300 Millisekunden Ionenkanälchen öffnen und
der Duft erkannt wird.
Düfte können unsere **Stimmung beeinflussen,** Lust- und Unlust-
gefühle, Sympathie oder Abneigung erzeugen. Über den Geruchs-
sinn ist es dem Menschen auch möglich, rascher als über jeden
anderen Sinn **Erinnerungen** zu aktivieren.
„Ich kann ihn nicht riechen", oder „die stinkt mir gewaltig" sind
Aussagen, deren Hintergrund inzwischen wissenschaftlich belegt
ist.
Untersuchungen bei schlafenden Probanden zeigten eindeutig,
daß Düfte während des Schlafes wahrgenommen werden und
physiologische Parameter verändern. Orangenduft z.B. erhöht die
Puls- und Atemfrequenz, fäkalienartige Gerüche senken die Herzfrequenz. Die Auswertung der Trauminhalte ergab, daß Orangenduft signifikant positive Träume hervorruft, Fäkaldüfte dagegen
negative.

Was sind ätherische Öle?

Ätherisch stammt aus dem Griechischen und bedeutet „himmlisch". Die Öle werden auch Essenzen genannt, da sie auch als das Essentielle, die „Seele der Pflanzen" bezeichnet werden.
Sie spielen eine wichtige Rolle bei der pflanzlichen Entwicklung. Sie sind Energiespender, Informationsträger, Schutzfaktor gegen Krankheiten und Temperaturregler.
Die Duftstoffe konzentrieren sich in den verschiedenen Teilen der einzelnen Pflanzen. Beispiele:

Blüten:	Rose, Jasmin, Kamille
Blätter:	Salbei, Melisse, Thymian
Wurzel:	Vetiver
Früchte:	Anis, Kümmel, Koriander
Holz:	Sandel-, Zedern-, Rosenholz
Rinde:	Zimt
Harz:	Weihrauch, Myrrhe
Fruchtschale:	Zitrusfrüchte

Herstellungsverfahren

Es gibt heute mehrere Formen der Gewinnung, wobei die **Wasserdampfdestillation** die gebräuchlichste ist. Für ein Kilogramm Öl benötigt man:
– 160 kg Lavendel oder
– 1000 kg Jasminblüten oder
– 5 Tonnen Rosenblätter oder
– die Schalen von 1000 Zitronen.
Echte Essenzen haben also ihren Preis. Dieser ist ebenfalls vom Ernteertrag abhängig.
Eine weitere Gewinnungsmethode ist die **Kaltpressung.** Auch sie ist weitverbreitet und schonend für das Öl, bekannt vom Olivenöl für die Küche.
Ebenfalls können ätherische Öle durch chemische Lösungsmittel, wie Hexan und Chlorkohlenwasserstoffe, **extrahiert** werden.
Da die Lösungsmittel nicht vollständig eliminiert werden können und Spuren im Öl verbleiben können, sollten diese Essenzen nicht verwendet werden. Sie können Allergien auslösen und das Immunsystem schwächen. Hier ist es wichtig, daß die Produzenten die **Rückstände überprüfen.** Seriöse Anbieter vermerken dies auf ihren Produkten.

Qualitätskriterien

Eine große Rolle für die Wirkung der Essenzen spielt deren
Reinheit.
Sie wird beeinflußt durch Faktoren wie Herkunft, Klima, Boden-
verhältnisse, Anbau und Zucht der Pflanzen. Seriöse Firmen
bieten Essenzen aus biologischem Anbau an und vermerken auf
ihren Fläschchen die genannten Qualitätspunkte.
Häufig werden teure Essenzen von den Anbietern mit billigen
vermischt, z.B. Zitronenöl mit Lemongrass oder Zypresse mit
Rosmarin. Dies ist billiger, vermindert jedoch die Heilwirkung.
Essenzen werden auch mit Mineralölen gemischt („gestreckt").
Daher sollte man sich vergewissern, daß auf dem Etikett eines Öls
der Vermerk „100% natürliches ätherisches Öl" steht.

Merke

Nur reine Öle haben heilende Wirkung.

Aufbewahrung und Haltbarkeit

Ätherische Öle sind **flüchtig,** das heißt sie verdunsten leicht.
Daher sollten sie immer gut verschlossen aufbewahrt werden. Ihre
Qualität sinkt, wenn sie direktem Licht ausgesetzt sind. Am
besten eignen sich daher braune Flaschen zum Aufbewahren, da
diese keine UV-Strahlen durchlassen.
Die meisten Essenzen halten ihre Potenz bis zu einem Jahr,
Zitrusdüfte etwa sechs bis acht Monate. Andere reifen dagegen im
Laufe der Zeit. Dazu gehören z.B. Jasmin, Patschouli und Rosen-
holz.

Anwendung

Die Wirkungen und Anwendungsbeispiele der ätherischen Öle
sind so vielfältig wie ihr Angebot. Ätherische Öle können in verschiedenen Methoden verwendet werden. **Kombinationen von
Ölen** sind möglich.
Eine Übersicht über Anwendungsmöglichkeiten ätherischer Öle
zeigt Tabelle 4-3.
Wichtig ist auch zu wissen, daß ätherische Öle selbst in Konzen-
trationen, in denen sie nicht mehr wahrgenommen werden, noch
eine Heilwirkung haben.

Tab. 4-3   Anwendungsmöglichkeiten ätherischer Öle.

Ätherisches Öl	Wirkung	Anwendungsmöglichkeiten
Cajeput	anregend, auswurffördernd, schleimlösend, antiseptisch	**Einreiben:** Kopf, Brust und Rücken bei Rachen-Kehlkopf-Entzündungen, Bronchitis, Asthma **Inhalation:** Erkältung, Erschöpfung **Halswickel:** Halsentzündungen (in Wasser, Heilerde oder Öl 10%)
Eukalyptus	antiseptisch, krampflösend, fiebersenkend, hyperämisierend	**Einreiben:** Husten, Sinusitis, Bronchitis, Asthma, Kopfschmerz **Inhalation:** Husten, Sinusitis, Bronchitis, Asthma, Kopfschmerz **Paßt zu:** Zitrone, Melisse, Lavendel, Kiefer
Jasmin	entspannend, schmerzstillend, wehenanregend, erotisierend	**Einreiben:** Geburt, Hautpflege, Schlafstörungen **Inhalation:** bei Verstimmungen, gut bei Frauen **Paßt zu:** Rose, Orange, Sandelholz
Lavendel	beruhigend, entspannend, antiseptisch, fiebersenkend	**Einreiben und Bad:** Schlafstörungen, Migräne, Wunden **Inhalation:** Grippe, Erkältungen, Streß, nervöser Kopfschmerz **Paßt zu:** Bergamotte, Orange, Zitrone, Rose
Lemongras	erfrischend, anregend, antiseptisch, fiebersenkend	**Einreiben:** Verdauungsbeschwerden, Blähungen **Inhalation und Bad:** Erkältung, Müdigkeit, Konzentrationsschwäche **Paßt zu:** Zirbelkiefer, Eukalyptus, Wacholder, Geranie, Lavendel
Orange	fiebersenkend, desinfizierend, sinnlich anregend	**Spülung:** Zahnfleischentzündung **Inhalation und Bad:** Fieber, Nervosität **Paßt zu:** Koriander, Zimt, Ylang-Ylang, Wacholder
Pfefferminze	kühlend, erfrischend, antiseptisch, fiebersenkend	**Einreiben:** Kopfschmerzen **Waschungen:** Fieber, Schwellungen, Hautreizungen **Inhalation:** Husten, Schnupfen, Sinusitis, Kopfschmerz **Paßt zu:** Eukalyptus, Lavendel, Rosmarin, Grapefruit

Tab. 4-3 Fortsetzung

Ätherisches Öl	Wirkung	Anwendungsmöglichkeiten
Rosenholz	beruhigend, antiviral, anregend, antibakteriell	**Einreiben und Bad:** Migräne, Herzschmerzen **Inhalation:** Raumluftverbesserung, Müdigkeit, Nervosität, Streß
Rosmarin	hyperämisierend, antiseptisch, antriebssteigernd	**Einreiben, Bad, Waschungen:** Erkältung, Bronchitis, Asthma **Inhalation:** Erkältung, Bronchitis **Paßt zu:** Minze, Bergamotte, Basilikum, Zitrone, Wacholder
Teebaum	stark antiseptisch, fungizid, antiparasitär, abwehrsteigernd	**Spülung:** Vaginalinfektionen mit Trichomonaden **Betupfen:** Herpes labialis, Warzen, Insektenstiche, Fußpilz, Psoriasis
Ylang-Ylang	beruhigend, erotisierend, stimmungsaufhellend	**Einreiben:** Schlaflosigkeit, Migräne, Muskelverspannung **Bad:** prämenstruelles Syndrom (15 Tr. Ylang-Ylang, 3 Tr. Muskatellersalbei, 3 Tr. Neroli) **Inhalation:** Aggressive Stimmung **Paßt zu:** Sandelholz, Orange, Jasmin
Zitrone	erfrischend, kühlend, fiebersenkend, abwehrstärkend	**Einreiben, Bad:** Atemwegsinfektionen, Akne, fettige Haut **Inhalation:** Raumluftverbesserung, Erkältung, Müdigkeit, Konzentrationsschwäche **Paßt zu:** Lavendel, Kiefer, Zeder, Wacholder, Eukalyptus

Die Konsequenz beim Umgang mit Aromastoffen ist, daß man nach der Anwendung den **Raum unbedingt lüften** muß. Außerdem gilt der **Grundsatz, daß weniger mehr ist.** Zu den wichtigsten Anwendungsbereichen zählen:

▸ **Raumaromatisierung** durch Duftschale oder Tongefäße
Eine flache Glas- oder Keramikschale wird mit Wasser gefüllt, je nach Duftintensität bis zu sechs Tropfen ätherisches Öl zugeben. Die Mischung verdunstet entweder durch die Raumtemperatur oder durch die Heizung.
Meist genügt ein- bis zweimaliges Beträufeln der Duftschale.

Tongefäße aus unglasiertem Ton mit poröser Oberfläche werden mit einigen Tropfen ätherischem Öl beträufelt, die im Raum verdunsten.

Eine **Duftlampe** besteht aus Keramik, Glas oder Porzellan mit einer Heizquelle unterhalb der Wasserschale. Durch den aufsteigenden Wasserdampf verteilen sich die Duftmoleküle im Raum. Bei zu geringem Abstand zwischen Heizquelle und Schale werden die Öle zu heiß und können verbrennen.

Die Dosierung richtet sich auch hier nach der Raumgröße und der Duftintensität des ätherischen Öls, es sind etwa fünf bis zehn Tropfen zu verwenden, in Intervallen von mehrmals täglich zehn bis zwanzig Minuten.

▶ **Inhalationen**

Am einfachsten sind **trockene Inhalationen:** man gibt auf ein Taschentuch wenige Tropfen eines ätherischen Öls und riecht daran.

Inhalationen können auch wie ein **Kopfdampfbad** angewendet werden. Auf einen Liter heißes Wasser gibt man ein bis vier Tropfen ätherisches Öl. Die Dauer der Inhalation sollte zehn bis fünfzehn Minuten dauern und kann zwei- bis dreimal täglich angewendet werden.

Merke

Bei den Inhalationen ist die Gefahr einer allergischen Reaktion (Asthmaanfall) besonders groß.

▶ **Kompressen, Wickel, Auflagen**

Die Anwendung von Wickel, Kompressen und Auflagen ist in Kapitel 4.1.3.5 beschrieben. Ätherische Öle können die Wirkung dieser Anwendungen unterstützen. Besonders sinnvoll sind heiße und kalte Kompressen sowie Quarkauflagen. Bei den Kompressen werden wenige Tropfen ätherisches Öl direkt auf den Stoff geträufelt, bei der Quarkauflage gibt man drei bis fünf Tropfen ätherisches Öl in 100 bis 150 Gramm Quark.

▶ **Bäder, Waschungen**

Da sich ätherische Öle schlecht mit Wasser vermischen, müssen sie bei der Anwendung in Bädern und Waschungen an einen Fixator (Emulgator) gebunden werden, damit sie ihre Wirkung entfalten können. Hierfür eignen sich Öle wie Avocado-, Jojoba- oder Olivenöl, Alkohol, Seife, Milch, Sahne, Honig oder Eigelb. Je nach Öl benötigt man fünf bis zehn Tropfen. Das Emulgator-Öl-Gemisch sollte in die gefüllte Wanne gegeben werden, nicht ins fließende Wasser.

▶ **Massagen**

Bei Massagen sollten die ätherischen Öle nicht pur angewendet werden, sondern als 2%ige Mischung mit Träger-ölen, z.B.:

– Jojobaöl: hat fast keinen Eigengeruch, sehr lange Haltbarkeit
– Traubenkernöl
– Mandelöl: läßt sich leicht einmassieren, dringt gut in die Haut ein

▶ **Innerliche Anwendung**

Sie sollte grundsätzlich nur von einem Therapeuten begleitet werden.

Merke

Beim Umgang mit ätherischen Ölen ist professionelles Wissen sehr wichtig, unreflektierter Umgang kann gesundheitliche Schäden hervorrufen.

Grundsätzlich müssen vor jeder Anwendung folgende **Kriterien beachtet** werden:

– Geruchsprobe (nicht jeder mag jeden Geruch)
– Bei Anwendungen auf der Haut ist unbedingt zuerst ein **Allergietest** erforderlich; man gibt einen kleinen Tropfen Öl oder die Mischung in die Armbeuge, bei Reaktionen wie Quaddelbildung oder Rötung eignet sich dieser Stoff nicht.

Wichtig ist, sich selbst während und nach der Anwendung gut zu beobachten.

Manipulation durch Aromastoffe

Auch die Wirtschaft ist inzwischen an der Wirkung von Aroma-stoffen interessiert. Aromastoffe werden bereits zur Manipulation eingesetzt, z.B. um Mitarbeiter damit zu beeinflussen. In etlichen japanischen Büros verteilt man bereits zur **Leistungssteigerung** Düfte über die Klimaanlage. Bei Lavendelduft sank dort die

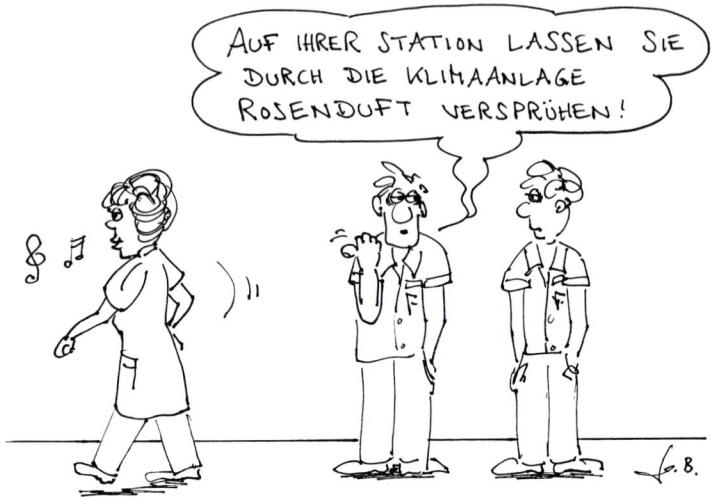

Rosenduft

Fehlerquote bei der Arbeit am Computer um 20%, bei Jasmin um 33% und bei Limone um 54%.

Diese Methode birgt allerdings viele **Gefahren.** Wenn Heilpflanzen unreflektiert eingesetzt werden, können bei Überangebot Allergien ausgelöst werden; sensible Menschen können davon krank werden.

Ein weiteres Beispiel für eine unbewußte Manipulation ist der die Kauflust steigernde Einsatz von Apfelduft in Lebensmittelgeschäften, was Experimente in den USA belegten.

Weitere Anwendungsmöglichkeiten ätherischer Öle:

Appetitlosigkeit	Estragon, Fenchel, Kardamon, Majoran, Pfefferminze
Blähungen	Anis, Estragon, Fenchel, Ingwer, Kamille, Kümmel
Konzentrationsstörungen	Bergamotte, Melisse, Zitrone, Grapefruit, Mandarine
Migräne	Lokale Einreibungen: Basilikum, Lavendel, Melisse, Rose, Rosmarin, Ylang-Ylang
Müdigkeit	Rosmarin (Bad oder Dusche)
Schlafstörungen	Basilikum, Jasmin, Kamille, Lavendel, Melisse
Schweiß	Ganzkörperwaschung mit Salbei (ein Liter Salbeitee, vier Liter Wasser)

Ätherische Öle können, wenn sie richtig eingesetzt werden, einen positiven Einfluß auf das persönliche Wohlbefinden haben. Sie lehren uns, auf unsere „innere Stimme" zu hören. Das Registrieren der wohltuenden Wirkungen verstärkt die Selbstreflexion über krank- bzw. gesundmachende Einflüsse. Diese ist integraler Bestandteil der Selbstpflege.

4.1.3.5 Entspannen mit wohltuenden Wickeln

Geschichte der Wickel

Schon Hippokrates (460 bis 377 vor Chr.), der bedeutendste Arzt des Altertums, sah seine Aufgabe darin, die Selbstheilungskräfte im Körper des Menschen zu stärken. Im 18. Jahrhundert entwickelten die Ärzte Sigmund Hahn (1664 bis 1742) und sein Sohn Johann Sigmund Hahn (1696 bis 1773) die Wasserheilkunde in Deutschland.
Vincenz Prießnitz (1799 bis 1851), ein Bauernjunge, gilt als Begründer der auch heute noch bekannten Wickeltechniken. Pfarrer Sebastian Kneipp (1821 bis 1897) ist wohl der bekannteste „Wasserdoktor". Er entwickelte die klassische Kneipp-Therapie, die bis heute erfolgreich angewandt wird.
Wickel, Packungen, Kompressen und Auflagen kommen aus der Haus- und Volksmedizin und haben eine lange Tradition. Auch in der Anthroposophie wird der ganze Organismus mit seinen Selbstheilungskräften angesprochen. Auch hier nehmen äußere Anwendungen, wie Wickel und Auflagen, einen großen Stellenwert ein.
Leider wurde diese Behandlungsform durch den Fortschritt der Schulmedizin aus Kliniken und auch aus dem häuslichen Bereich (Selbstpflege) verbannt. Viele jungen Menschen kennen diese Art der Anwendung nicht mehr. In den letzten Jahren gewinnen diese **„alternativen Methoden"** wieder an Popularität. Der Wunsch vieler Pflegekräfte nach individueller und ganzheitlicher Pflege – sowohl der eigenen Gesundheit wie der ihrer Patienten – läßt sie nach Möglichkeiten suchen, diesem Anspruch auch gerecht zu werden. Die sogenannten alternativen Methoden setzen voraus, daß sich Pflegende des Patienten (oder ihrer eigenen Person) annehmen und sich um ihn (sich selbst) kümmern. Dies unterstützt die Widerstandskraft und mobilisiert die Selbstheilungs-

kräfte. Außerdem geben diese Methoden den Pflegepersonen das Gefühl, etwas für den Patienten (oder sich selbst) „getan zu haben".

Definitionen

In der Praxis werden die Begriffe Wickel, Auflagen, Kompressen meist nicht unterschieden. Alle Auflagen können kalt, eiskalt, warm oder heiß sein. Wickel oder Auflagen benennt man meist nach der Körperstelle, an der sie aufgelegt werden, nach ihrer Temperatur oder nach ihrem Zusatz. Es gibt jedoch eine Differenzierung.

– **Wickel**
  Wickel sind zirkuläre Einhüllungen eines Körperteils mit zwei oder drei Tüchern, dabei enthält das innerste Tuch die Wirksubstanz und ist feucht.
– **Auflage oder Kompresse**
  Auflagen oder Kompressen sind feuchte Auflagen auf einem Teil des Körpers, der ebenfalls mit einem oder zwei Tüchern abgedeckt wird.
– **Kataplasma**
  Unter einem Kataplasma versteht man einen Breiumschlag, der örtlich aufgelegt wird. Die Wirksubstanz, wie Lehm, Leinsamen, Senf, ist in einem Brei enthalten.

Anwendungsmöglichkeiten und Wirkung

Die Auswahl der im folgenden beschriebenen Wickel und Auflagen berücksichtigt häufige und typische Beschwerden, unter denen Pflegekräfte leiden.

Wickel und Auflagen können bei korrekter Anwendung bei allen Menschen in jeder Altersstufe angewendet werden. Sie gehören zu den Naturheilverfahren, die der **Anregung der körpereigenen Abwehr** dienen und sich immer am Menschen in seiner Ganzheit orientieren. Sie werden für verschiedene Zwecke wirksam eingesetzt:

– zur Prophylaxe
– in der Selbsthilfe
– als Ergänzung oder Erweiterung der ärztlichen Therapie
– als eigenständige Therapieform
– oder auch zur Entspannung (Selbstpflege)

Wickel und Auflagen wirken sowohl auf der körperlichen als auch auf der geistig-seelischen Ebene. Die Anwendungen bieten

die Möglichkeit, zur Ruhe zu kommen und zu entspannen.
Sie helfen, sich in den Körper hineinzuspüren und unruhige
Gedanken loszulassen. Allerdings ist für die Wirkung auch eine
positive Einstellung gegenüber dieser Methode wesentlich.
Wickel können auch als eine Art Zuwendung verstanden werden,
die Pflegekräfte sich selbst oder anderen Menschen geben.
Sie vemitteln das Gefühl von Geborgenheit und Wohlbefinden.
Die Personen, bei denen Wickel angewendet werden, können
dabei erfahren, daß die Heilkräfte in ihnen selbst aktiviert
werden. Auf diese Weise steigt auch ihre Bereitschaft, Verantwortung für die eigene Gesundheit zu übernehmen. Wenn die Wickel
und Auflagen wie Medikamente appliziert werden, so helfen
sie nur symptomatisch. Erst das „Angenommensein" und „Sich-
fallen-lassen-Können", das Loslassen von der alltäglichen Spannung hilft vielen Menschen bei ihrem Gesundwerden. Deshalb
muß eine Umgebung gegeben sein, in der man loslassen und sich
auf die Behandlung einlassen kann.
Entscheidend bei der Anwendung von Wickeln und Auflagen ist
das Wissen, **wann welcher Wickel** angelegt werden darf, denn ein
Wickel kann auch schädlich sein. **Allergien** oder sonstige Erkrankungen müssen erfragt werden. Deshalb sollten Wickel und Auflagen nur nach einer intensiven Vorbereitung durch **Kurse** und
Studium entsprechender **Literatur** angewandt werden.
Eine Übersicht über die Anwendungsmöglichkeiten gibt die
Tabelle 4-4.
Wickel können warm, heiß, kalt, mit hautreizenden Zusätzen
oder als Kneipp-Wickel appliziert werden. Die Heilwirkung ist
abhängig von der Temperatur oder dem jeweiligen Zusatz. Die
Wirkung des Wassers entsteht durch den Temperaturunterschied
zwischen Körper und Wasser. Der Reiz regt das Herz-Kreislauf-
System, den Stoffwechsel, den Lymphfluß, die inneren Organe,
das Nervensystem und das körpereigene Abwehrsystem an.
Zusätze können als wirksame Heilmittel dienen, wie
– Heilkräuter
– ätherische Öle
– Lebensmittel, z.B. Kartoffeln
– Heilerde
– Salben
– Tinkturen und Essenzen

Tab. 4-4 Wickel und Auflagen bei streßbedingten Gesundheitsstörungen.

Gesundheits-störung	Art der Anwendung	Zusatz	Tempe-ratur	Wirkung
Blähungen	Bauchauflage Bauchkom-presse	Heublumen Leinsamen	heiß heiß	entspannend krampflösend schmerzlindernd
Einschlaf-probleme	Bauchkom-presse	Wasser	heiß	**für leicht frierende Menschen** entspannend beruhigend durchwärmend
	Fußwickel oder „Nasse Socken"	Wasser	kalt	**nur bei warmen Füßen anwenden** reaktive Hyperämie, dadurch körperliche Entspannung
Heiserkeit	Halswickel	Kartoffeln oder Lein-samen	heiß	durchwärmend durchblutungssteigernd
Hexenschuß	lokale Auflage	Heublumen	heiß	durchwärmend schmerzlindernd
Ischiasbe-schwerden	lokale Auflage	Heublumen	heiß	durchblutungsfördernd stoffwechselsteigernd entkrampfend schmerzlindernd
Kopf-schmerzen	Stirnkom-presse Stirnkom-presse Stirnkom-presse	Wasser Quark Zwiebel	kalt kalt kalt	schmerzlindernd ableitend beruhigend kühlend schmerzlindernd schmerzlindernd
Kopf-schmerzen durch Ver-spannungen	Dampfkom-presse auf Nacken und Schulter	Wasser	heiß	entspannend beruhigend schmerzlindernd
Magen-Darm-Ver-stimmung	Bauchwickel oder -kom-presse	Kamille	heiß	**nicht bei Appendizitis** entspannend krampflösend beruhigend
	Bauch-kompresse	Wasser	heiß	

Tab. 4-4   Fortsetzung

Gesundheits-störung	Art der Anwendung	Zusatz	Tempe-ratur	Wirkung
Magen-krämpfe	Bauchwickel oder -kompresse	Leinsamen Heublumen Kamille	heiß heiß	krampflösend entspannend beruhigend
Menstrua-tionsbe-schwerden	Bauchwickel oder -kompresse Dampf-kompresse Bauchauflage	Kamille Wasser Heublumen	heiß heiß heiß	krampflösend beruhigend entspannend
Muskel-schmerzen	lokale Auflage oder Wickel Auflage	Leinsamen oder Kartof-feln Heublumen	heiß heiß	entspannend schmerzlindernd
Nervosität	Bauchkom-presse	Wasser	heiß	beruhigend entspannend
Reizbarkeit	Bauchwickel Dampfkom-presse	Kamille Wasser	heiß heiß	beruhigend entspannend
Schmerzen akut/chro-nisch	lokale Auflage	Heublumen	heiß	**nicht bei Appendizitis** stoffwechselsteigernd schmerzlindernd entkrampfend
Sehnen-scheidenent-zündung akut	Wickel	Quark	kalt	entzündungswidrig schmerzlindernd ableitend
Unruhe-zustände	Bauchwickel oder -kompresse Dampfkom-presse	Kamille Wasser	heiß heiß	beruhigend, entspannend beruhigend, entspannend
Verspan-nungen im Nacken- und Schulter-Bereich	lokale Dampf-kompresse lokale Kom-presse	Wasser Kartoffeln oder Lein-samen	heiß heiß	entspannend beruhigend ableitend schmerzlindernd durchwärmend
Verstau-chung	lokaler Wickel	Heilerde	kalt	abschwellend schmerzlindernd

Jeder Mensch hat besondere Vorlieben oder auch Abneigungen gegen bestimmte Zusätze oder Gerüche, auch empfindet er die Temperatur unterschiedlich. Das **individuelle Empfinden** ist auf jeden Fall zu **beachten**. Damit der Wickel seine Wirkung entfalten kann, muß die Technik genau beachtet werden, da ein falsch angelegter Wickel mehr schadet als nützt. Wenn zum Beispiel bei einem Wärmewickel Verdunstungskälte entsteht, kann es zu zusätzlichen Gesundheitschäden kommen.

Die Person, bei der Wickel angewendet werden, sollte sich während der **Behandlung im Bett** befinden, das Zimmer gut gelüftet, aber angenehm warm und ohne Zugluft sein. Sie soll sich gut warm fühlen.

Material

Die Wickeltücher sollten aus Baumwolle, Leinen, Seide oder Wolle sein.

Für das **innerste Tuch**, welches die Wirksubstanz enthält, eignet sich **saugfähige Baumwolle** oder **Seide**.

Für feuchte Anwendungen sind **dicke Tücher,** z.B. Moltontücher, empfehlenswert. Ihre Größe entspricht dem Bereich, der behandelt wird (Abb. 4-3).

Das **Zwischentuch**, das nicht zwingend notwendig ist, sollte größer als das Innentuch sein.

Das **Außentuch** sollte aus Wolle sein und muß größer als das Innen- bzw. Zwischentuch sein. Da Wolle ein hohes Wärmevermögen und eine gute Feuchtigkeitsweitergabe hat, eignet sie sich besonders gut dazu.

Es ist wichtig, daß der Wickel gut abschließt, damit keine Verdunstungskälte entstehen kann.

Das Wolltuch kann auch durch ein dickes Frottiertuch ersetzt werden. Wer Rohwolle zur Verfügung hat, kann die Wickelränder damit unterlegen.

Folgende **Tücher** eignen sich dazu:
– Frottiertücher
– Geschirrtücher oder Handtücher aus Baumwolle oder Leinen
– Moltonwindeln
– Stofftaschentücher
– Seidentücher
– Wolltücher

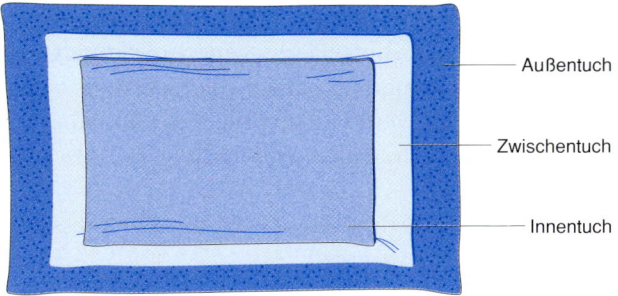

Außentuch

Zwischentuch

Innentuch

Abb. 4-3   Verschiedene Wickeltücher

– Wollschals
– Kniestrümpfe aus Leinen, Baumwolle und Wolle
Um die Tücher zu befestigen eignen sich Sicherheitsnadeln,
Schlauchverbände, elastische Binden, Klettband oder Leukoplast.
Um warme Wickel zusätzlich warm zu halten, eignen sich **Wärm-flaschen**, **Rohwolle** und eventuell **Watte** aus Baumwolle.

Kalte Wickel und Auflagen

Kälte bewirkt eine Verengung der Blutgefäße, wodurch die Durchblutung und der Stoffwechsel in diesem Gebiet herabgesetzt
werden. Kälte hat eine **abschwellende Wirkung** und vermindert
die Hämatombildung. Durch Kälte können Schmerzen gelindert,
Wärmestaus im Körper abgeleitet und Entzündungsherde am Aus-
breiten gehindert werden. Kalte Wickel sind zu erneuern, bevor
sie warm werden. Bleibt ein kalter Wickel liegen, erfolgt eine
reaktive Hyperämie durch Mehrproduktion von Wärme durch
Anregung des Stoffwechsels, wie die Kneippwickel, die
abwehrsteigernd und durchblutungsfördernd wirken. Einige
Anwendungsbeispiele sind Kopfschmerzen, Einschlafprobleme
und Verstauchungen.
Die Wirkung von Kälte kann durch die Anwendung von Eis-
wickeln, Eiswasserwickeln und tiefgekühlten Salzwasserkom-
pressen verstärkt werden. **Zusätze unterstützen die Wirkung** von
Kälte.

▶ **Kalte Stirnkompresse**
Die kalte Stirnkompresse wirkt ableitend und beruhigend bei
nervös bedingten Kopfschmerzen. Es genügt, einen Waschlappen
in kaltem Wasser auszudrücken und aufzulegen.

▶ **Quarkwickel**

Quark kühlt, wodurch sich die Blutgefäße verengen. Dadurch können Entzündungen gehemmt, Schmerzen gelindert und Wärme nach außen abgeleitet werden. Quarkwickel sind daher sinnvoll u.a. bei Kopfschmerzen, Gelenkentzündungen, Halsentzündungen anzuwenden.

Bei akuten Entzündungen muß der Wickel oder die Kompresse nach 20 Minuten abgenommen werden.

Vorbereitung des Materials:
– Magerquark
– dünnes Innentuch (Stofftaschentuch)
– Zwischentuch
– Woll- oder Seidentuch

Vorgehen:
– Quark einen halben Zentimeter dick auf das dünne Innentuch streichen
– wie ein Päckchen falten, so daß sich zwischen Haut und Quark nur eine Lage Stoff befindet
– Kompresse faltenfrei um den Hals (im Nacken sollen ca. 2 cm frei bleiben) bzw. an den Nacken legen
– Zwischen- und Außentuch faltenfrei darüber herum wickeln
Der Wickel bleibt so lange liegen bis der Quark eingetrocknet und bröckelig geworden ist, was nach ein bis drei Stunden der Fall ist. Bei akuten Entzündungen muß die Kompresse nach 20 Minuten abgenommen werden. Im Anschluß an den Wickel ist der Hals mit einem Schal oder Wolltuch warmzuhalten.

Warme und heiße Wickel und Auflagen

Wärme erweitert die Blutgefäße und regt die Durchblutung an, es entsteht eine Hyperthermie. Durch den angeregten Stoffwechsel wird die Ausscheidung von Schlackenstoffen gefördert. Wärme löst Verkrampfungen, entspannt die Muskeln und lindert chronische Schmerzen. Bei Entzündung mit Eiterbildung fördert sie den Reifeprozeß. Anwendungsbeispiele sind: Krämpfe bei Magen-Darmverstimmung, Menstruationsbeschwerden, Muskelverspannungen.

Auch warmen Wickeln kann eine Substanz mit spezifischer Wirkung zugeführt werden. Kartoffeln und Leinsamen beispielsweise halten die Hitze besonders gut und lange. Bei unklaren Bauchschmerzen, wenn eine akute Appendizitis nicht ausgeschlossen werden kann, bei akuten Entzündungen, die sich durch Wärme verschlimmern können, sollten warme Wickel nicht angewendet werden.

Einige Substanzen entfalten ihre Wirkung, wenn sie lauwarm oder körperwarm sind am besten, wie **ätherische Öle** und **Zwiebeln**.

▶ **Heiße Kamillenwickel- und -auflagen**

Die Kamille wirkt entzündungshemmend, krampflösend, beruhigend, wundheilend und schmerzstillend. Anwendungsbeispiele sind:

– Blähungen und Darmkrämpfe
– Menstruationsbeschwerden
– Blasenkrämpfe
– Unruhezustände
– Reizbarkeit

▶ **Dampfkompressen**

Die Dampfkompresse wirkt über die **feuchte Wärme**, die der entsprechenden Körperstelle zugeführt wird. Sie ist krampflösend und schmerzlindernd bei Verspannungen und Koliken, außerdem gefäßerweiternd und durchblutungssteigernd. Anwendungsbeispiele sind:

– Verspannungen im Nacken- und Schulterbereich
– Spannungskopfschmerzen
– Krämpfe und Koliken aller Art
– Schlafstörungen
– Nervosität

Vorbereitung des Materials:

– dickes, saugfähiges Innentuch
– Zwischentuch
– großes Außentuch (Bade- oder Wolltuch)
– große Schüssel
– Frottiertuch als Auswringtuch
– Wärmflasche
– kochendes Wasser

Vorgehen:

– Innentuch mit kochendem Wasser übergießen und auswringen (Abb. 4-4)

– Kompresse in Zwischentuch einschlagen
– auf Haut auflegen
– Wolltuch darüber wickeln
– evtl. zusätzlich Wärmflasche auflegen

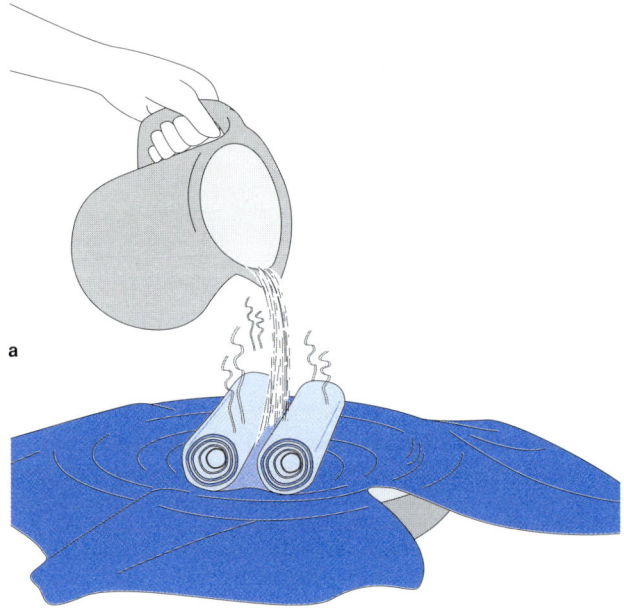

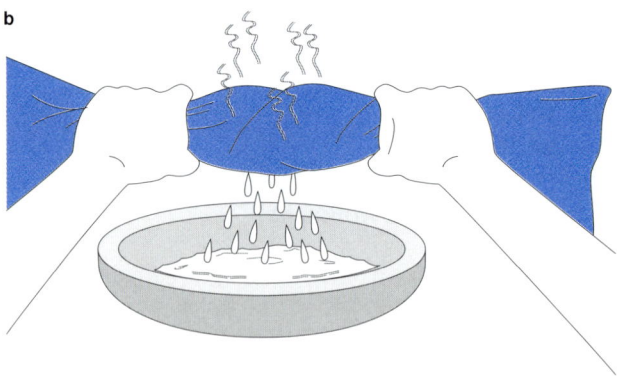

Abb. 4-4 Dampfkompresse
a Aufgießen des Tees
b Auswringen des Tuchs

Die Kompresse so lange, wie sie warm ist, aufliegen lassen.
Anschließend sollte man sich gut **zudecken** und **nachruhen**.
Da für den ungeübten Anwender Verbrennungsgefahr besteht,
können die mit Wasser oder Tee getränkten Kompressen auch in
wenigen Minuten in der Mikrowelle erhitzt werden.

▶ Kartoffelwickel und -kompressen

Der Kartoffelwickel ist ein altes Hausmittel, der die Wärme
lange hält und dadurch ein intensiver, feuchter Wickel mit Tiefen-
wirkung ist.
Die Kartoffel wirkt krampflösend, durchblutungssteigernd,
schleimlösend, schmerzlindernd auf Verdauungsorgane. Anwen-
dungsbeispiele sind:
– Verspannungen
– Heiserkeit
– Husten
– Bronchitis
– Arthrose

Vorgehen:
– je nach Anwendungsgebiet drei bis sechs heiße, ungeschälte
  Pellkartoffeln in Haushaltspapier auf das Innentuch legen
– als Päckchen falten
– Kartoffeln zerquetschen, bis sie weich sind
– Kartoffeln solange abkühlen lassen, bis sie für eine Minute auf
  der Innenseite des Unterarms vertragen werden

Merke

Diese Probe muß unbedingt erfolgen, da es sonst zu schweren
Verbrennungen kommen kann. Falls der Wickel immer noch
als zu warm empfunden wird, muß er weiter abkühlen.

Weiteres Vorgehen:
– Kartoffelpäckchen je nach Anwendung auf Brust, Hals, Bauch,
  Schulter oder Gelenk legen
– mit Zwischentuch abdecken und fest anlegen
– Wolltuch darüber spannen
Der Wickel bleibt so lange liegen, wie er warm ist, eventuell auch
über Nacht.

Kneipp-Wickel

Das Ziel des Kneipp-Wickels ist die Anregung aller körperlichen und geistig-seelischen Funktionen des gesamten Organismus. Dazu werden natürliche Reize gesetzt, auf die der Körper sinnvoll reagiert.

▶ Fußwickel

Eine wirkungsvolle Maßnahme **bei Schlafproblemen** sind die Fußwickel oder die nassen Socken, vor allem bei Menschen, denen immer wieder Gedanken durch den Kopf kreisen und die nicht zur Ruhe kommen. Anstatt der Einnahme einer Schlaftablette sollte man diese einfache, preiswerte und nebenwirkungsfreie Maßnahme anwenden. Der feuchte, kalte Wickel bewirkt zunächst eine Verengung der Blutgefäße, danach kommt es jedoch zu einer Gegenreaktion, in der sich die Blutgefäße erweitern, die Füße warm werden und ein Wohlgefühl einsetzt, das zur körperlichen Entspannung führt und so das Einschlafen fördert.

Merke

Der Fußwickel darf nur bei warmen Füßen angewendet werden.

Vorbereitung des Materials:
- zwei quadratische Tücher (80 x 80 Zentimeter)
- Wolltuch
- Zwischentuch
- kaltes Wasser

Vorgehen:
- Anwendung an beiden Füßen
- Innentuch in kaltes Wasser tauchen und auswringen
- Fuß in die Mitte des Tuchs stellen
- Tuchspitze über den Fußrücken schlagen
- rechte Zipfel ebenfalls einschlagen und unter Fußsohle stecken
- linke Zipfel ebenso
- Zwischentuch auf gleiche Weise einschlagen
- anschließend Wolltuch anbringen (Abb. 4-5)

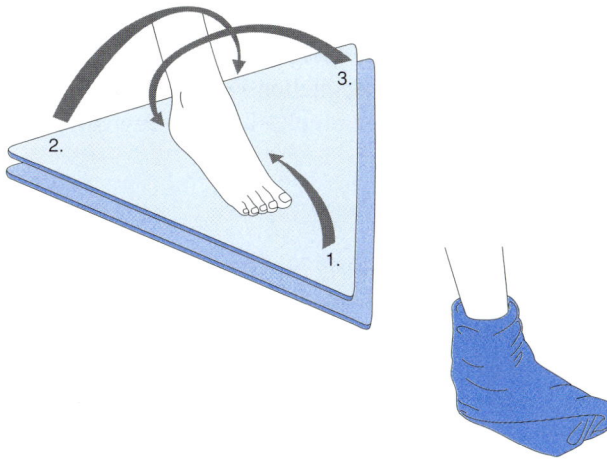

Abb. 4-5 Fußwickel

▶ **Nasse Socken**

Nasse Socken haben die gleiche Wirkung wie Fußwickel, sind aber einfacher in der Anwendung.

Vorbereitung des Materials:
– zwei Paar Leinen- oder Baumwollsocken
– ein Paar Wollsocken
– kaltes Wasser

Vorgehen:
– Socken in kaltes Wasser tauchen
– auswringen
– nasse Socken anziehen
– Baumwollsocken darüber
– zum Abschluß Wollsocken

Die Fußwickel und die nassen Socken sollten eine Stunde lang wirken, wer aber während der Anwendung einschläft, behält die Socken oder Wickel an.

4.1.3.6 Bewußtsein und Bewegung mit der Feldenkrais-Methode

Moshé Feldenkrais (1904 bis 1984) studierte zunächst in Paris Physik. In England forschte er in der Neuro- und Verhaltens-physiologie und Neuropsychologie. Während seiner Tätigkeit als Leiter des wissenschaftlichen Forschungsinstitutes der Armee in Israel hielt er an verschiedenen Hochschulen Europas Vorlesungen über Verhaltensphysiologie. In Frankreich arbeitete er lange Jahre als Judomeister. Bedingt durch eine schwere Knieverletzung begann er sich mit der menschlichen Bewegung und den Bewegungsabläufen zu beschäftigen, eine Grundlage der von ihm begründeten Methode.

Die Feldenkrais-Methode

Feldenkrais legt seiner Methode zugrunde, daß das Ich-Bild eines jeden Menschen, d.h. wie er geht, liest, denkt, sich bewegt und spricht, ererbt, anerzogen und durch Selbsterziehung geprägt ist. Die **Entwicklung** eines jeden Menschen ist einzigartig und unterscheidet sich von der eines anderen. Jede menschliche Handlung besteht aus

– **Bewegung**,
– **Sinnesempfindung**
– und **Denken**.

Je nach Person sind die Anteile verschieden ausgeprägt. Um beispielsweise Schmerz empfinden zu können, muß eine Bewegung in den Zellen stattfinden, müssen die Sinne spüren, muß der Mensch denken können. Im Kindesalter werden viele neue Handlungsweisen schnell erlernt und das Ich-Bild verändert sich ständig. Jede neuerlernte Funktion erweitert das Muskelbild der motorischen Gehirnrinde. Im Laufe des Lebens kommen **Gewohnheiten** dazu und die Menschen hören auf zu lernen, da genügend Fertigkeiten erworben wurden. Es entwickeln sich **Handlungsschemata**. Von dem vorhandenen **Gehirnpotential** benutzt der Mensch nur einen Teil, da er in der Regel damit zufrieden ist.

Wird nun eine Person krank und kann eine Tätigkeit nicht mehr in der gewohnten Weise ausführen, so muß sie umlernen. Dabei erlebt sie, daß die alte Verfahrensweise eingefahren ist und die neue ungewohnt. Deshalb ist es effektiver, nicht eine Handlung durch eine andere zu ersetzen, sondern die Art zu ändern, wie sie erfolgt. Zu deren Korrektur hat Moshé Feldenkrais die Bewegung ausgewählt. Da das menschliche Nervensystem vorwiegend mit Bewegung beschäftigt ist und den Körper gegen die Schwerkraft organisiert, sind ihre Qualitäten leichter erkennbar. Um Muskeln zu betätigen, werden zuerst Impulse vom Nervensystem ausgesandt. Moshé Feldenkrais folgerte daraus, daß eine Bewegung oder Tätigkeit sich erst dann verbessern kann, wenn eine Änderung im Nervensystem geschehen ist.

> Außerdem stellt Bewegung eine Grundlage der Bewußtheit dar. **Bewußtheit** ist für Moshé Feldenkrais **Bewußtsein** und das **Erkennen** dessen, was in jedem einzelnen vorgeht, während er bei Bewußtsein ist.

Als Beispiel führt Feldenkrais an, daß jemand bei Bewußtsein die Treppe hinaufgehen kann. Geschieht dies mit Bewußtheit, so überlegt er und zählt die Stufen. Vorgänge und Veränderungen im Menschen werden durch die Muskulatur bewußt. Die Art und Weise, wie er atmet, spiegelt die Anstrengung eines Gefühles oder des Körpers wider. Jede Störung der Atmung ist eine Reaktion auf vegetative Reize. Eine Verbesserung geschieht durch die Organisation der Skelettmuskeln, also wie der Körper steht und sich bewegt.

Für Moshé Feldenkrais bildete die Grundlage der Bewußtheit, daß es für einen Teil der Bewegungen zwischen Denkvorgang im Gehirn und dem Ausführen eine Verzögerung gibt. Dies ist die Basis des menschlichen **Vorstellungsvermögens**.

Im Unterricht wendete Moshé Feldenkrais nicht das akademische, sondern das **organische Lernen** an, welches der Entfaltung des Menschen und seiner Weiterentwicklung dient. Das Lernen mit der Feldenkrais-Methode geschieht auf zwei unterschiedliche Arten:

– **Bewußtheit durch Bewegung**
   Der Unterricht findet in Gruppen statt, die Personen befinden sich in sitzender oder liegender Position. Der Unterrichtende leitet die Gruppe an, bestimmte Bewegungen auszuführen. Die Teilnehmer können sich durch Bewegen wahrnehmen, spüren, fühlen und lernen neue Möglichkeiten der Bewegung.

– **Funktionale Integration**
   Diese Form vergleicht Feldenkrais mit Tanzen, da im Tanz eine Person dazu gebracht werden kann, einer anderen Bewegung zu folgen. Hierbei bewegt und berührt der Feldenkrais-Lehrer die Schüler und vermittelt dadurch **Bewegungsalternativen**. Die

Lernenden können durch Veränderung des Körperbewußtseins sich anders spüren.

Um diese Methoden unterrichten zu dürfen, bedarf es einer mehrjährigen Ausbildung zum Feldenkrais-Lehrer.

Mit der Feldenkrais-Methode sind folgende **Ziele** zu erreichen:
- bewußtes Wahrnehmen des eigenen Körpers und seiner Bewegungen
- Erkennen von Spannungsmustern im Körper
- Intensivieren der Eigenwahrnehmung
- Erweitern des Handlungsspielraumes und der Kreativität (durch Bewußtwerden der Alternativen)

Die Feldenkrais-Methode zeigt, daß Bewegungen oder Tätigkeiten auf verschiedene Weisen ausgeführt werden können. Dies fördert Kreativität und Flexibilität. Bei der Suche nach Alternativen wird weniger gewertet als beobachtet und danach gehandelt. Fehler werden als Grundlage für kreatives Handeln betrachtet, sie „dürfen gemacht werden". Der Leistungsanspruch, in jeder Situation zu funktionieren, sinkt.

Personen, die die Feldenkrais-Methode erlernen, z.B. um sie in der Pflege umzusetzen, schulen gleichzeitig ihre Fähigkeit, auf individuelle Bedürfnisse einzugehen. Die Sensibilität für den Körper und seine Bewegungsabläufe erhöht sich.

Nach Feldenkrais erfüllt eine angemessene und zweckmäßige Handlung folgende Kriterien: sie ist umkehrbar, anhaltbar und wiederholbar. Dies gilt für bewußte, absichtliche Bewegungen. Eigene Bewegungen sollen langsam, fließend und leicht erfolgen. Dadurch wird die Bewegung in ihren Einzelschritten klarer und es bieten sich Alternativen während des Vorgehens an.

Die **Vielfalt der Handlungsalternativen** ist je nach Bewegungsablauf unterschiedlich. Dabei gibt es keine Patentrezepte, da jeder Mensch ein eigenes Bewegungsmuster hat. Die Veränderung kann nur ein kleiner Schritt sein, aber eine große Wirkung haben.

Wichtig ist es, bei allen Tätigkeiten und Bewegungen **ruhig** und ohne Zwang zu arbeiten, da das Nervensystem bei Streß wieder auf die gewohnten Muster zurückfällt.

Die **Sensibilität** für eine Bewegung wird nach Moshé Feldenkrais entscheidend von der Kraft oder Anstrengung beeinflußt, mit der sie ausgeführt wird.

Merke

Es gilt der Grundsatz, Sensibilität zu vergrößern durch Reduzieren der Anstrengung.

Da die Voraussetzung einer **Bewegung** ein **Denkvorgang** ist, kann dies auch mental geschehen. Durch Denken und Vorstellungskraft kann eine Bewegung auf einer Körperseite auf die andere übertragen werden. Wenn der Ablauf einer Bewegung bewußt erfolgt, ist sie müheloser und selbstverständlicher.

Anwendungsbeispiele

Grundsätzlich sollten alle Tätigkeiten, z.B. Pflegetätigkeiten, **langsam**, **ohne Anstrengung** und in **Ruhe** ausgeführt werden, um den Körper und den Bewegungsablauf bewußt zu machen und Zeit zum Erspüren zu haben.
Alle Tätigkeiten beginnen mit der **Beobachtung.**

Reflexion

Folgende Fragen können die Beobachtung unterstützen:
– Wie liege/stehe/sitze ich?
– Wo sind Spannungen in meinem Körper?
– Wo liege ich entspannt?
– Wie empfinde ich diese Körperspannungen?
– Wie kann ich meine Position verändern, um die gleichen Bewegungen an einem entspannten Körper vorzunehmen?
– Wie führe ich eine Bewegung aus? (nach Moshé Feldenkrais verlangsamt Entspannung die Muskeltätigkeit, dauernde Spannung führt zu ruckartigen Bewegungen)

▶ **Anwendung im Liegen**
Bei unspezifischen Gesundheitsstörungen, mangelndem Wohlbefinden („es tut einfach alles weh") kann gezieltes Beobachten dazu beitragen, sich über den eigenen Zustand bewußt zu werden. Das Körpergefühl kann systematisch überprüft werden. Dazu befindet man sich in Rückenlage, in Seiten- oder Bauchlage. Die Auflageflächen können entsprechend variiert werden:

105

Übung

- Auflagefläche des ganzen Körpers spüren und benennen
- Jedes Körperteil für sich spüren, wie Kopf, Brustkorb, Schultern, Schulterblätter, Wirbelsäule, Becken, Oberschenkel, Waden, Fersen, Arme, Hände
- Wie liegen die einzelnen Körperteile auf?
- Ist die Empfindung angenehm oder unangenehm?
- Drücken Sie nach dem Erspüren des gesamten Körpers Ihre Empfindungen aus.

Nach dem Erspüren wird der Körper häufig schwerer, breiter, länger empfunden. Durch das Bewußtwerden tritt häufig ein **Entspannungseffekt** ein.

Bei **Streß, Angst oder Schmerzen** liegen wir oft verspannt im Bett. Bewegen wir uns mit Verspannungen, so haben die einzelnen Körperteile nur einen geringen Bewegungsspielraum. Dadurch verstärken sich Verspannungen, Schmerzen, Angst und die Bewegung wird erschwert. Eine gute Möglichkeit, dies zu vermeiden, ist es jedes einzelne Körperteil zu **rollen**.

Dabei ist es wichtig, die einzelnen Körperteile langsam und behutsam zu bewegen. Bei Widerstand wird die Rollbewegung angehalten und das Körperteil in die Ausgangslage zurückgebracht. Dies ist besonders beim Kopf wichtig, da leicht Verletzungen entstehen können.

Ideal ist die **Rückenlage**, da keine Anstrengung nötig ist, um Arme, Beine, Kopf zu halten, der Körper ist dadurch entspannter. Man rollt jedes einzelne Körperteil seinen Möglichkeiten entsprechend hin und her. Je kleiner die Bewegung ist, umso größer ist der Reiz und auch die Sensibilität für das Rollen.

Folgende Reihenfolge bietet sich an:

- Kopf
- jeder Arm für sich
- Thorax
- Becken
- jedes Bein für sich

Das Rollen des Thorax geht leichter, wenn die Arme über dem **Brustkorb** verschränkt sind. Die Rollbewegung im **Becken** geht leichter, wenn die Beine aufgestellt sind.

Durch diese kleinen **Einzelbewegungen** bauen sich Spannungen ab, das Körpergefühl und somit die Empfindung für die Bewegung intensiviert sich, da unterschiedliche Bewegungsqualitäten wahrgenommen werden. Die **Beweglichkeit** des gesamten Körpers verbessert sich und **Schmerzen** werden reduziert.

▶ **Bewegen in der Vorstellung**

Wenn ein Körperteil über einen begrenzten Zeitraum bewegungseingeschränkt oder ruhiggestellt ist, wird dessen Funktion nicht mehr bewußt erlebt. Wir verdrängen häufig, daß das über Wochen eingegipste Bein wieder seinen Dienst leisten muß. Das Körperteil wird als inaktiv registriert und manchmal als schwer, als Ballast empfunden. Die ersten aktiven Bewegungen sind mit **Anstrengung** und auch mit **Frustration** verbunden, da sie schwerer fallen als angenommen. Um diese Erfahrung zu mindern und das passive Körperteil **bewußt** und im Rahmen seiner Möglichkeiten aktiv werden zu lassen, eignet sich das Bewegen in der Vorstellung.

Übung

– Das gesunde, aktive Körperteil wird etwa zehnmal bewegt.
– Der Bewegungsablauf wird bewußt verfolgt.
– Die Bewegung am bewegungseingeschränkten Körperteil wird in der gleichen Weise in der Vorstellung wiederholt.

Diese mentalen Bewegungen können mehrmals am Tag ohne Anstrengung wiederholt werden. Damit ist der Bewegungsvorgang jederzeit bewußt und aktiviert. Die Einschränkung wird nicht nur als Unfähigkeit wahrgenommen, sondern als Grundlage, um sich in einer anderen Art zu bewegen.

Die Feldenkrais-Methode vermittelt Ansätze, den eigenen Körper bewußter wahrzunehmen. Das Verändern von gewohnten Bewegungen bzw. das Wahrnehmen des eigenen Körpers auf angenehme Weise und ohne Leistungsdruck trägt dazu bei, Selbstbewußtsein und Selbstvertrauen zu steigern. Das gezielte, kontrollierte und reflektierte Einsetzen der eigenen Körperkräfte bedeutet weniger Anstrengung und damit einen Beitrag zur Gesundheitsfürsorge.

4.1.4 Anregungen zum individuellen Spannungsabbau

Bestimmte Verhaltensweisen und Einstellungen können helfen, Streß und Spannungen zu vermeiden bzw. den Umgang mit schwierigen Situationen zu erleichtern. Obwohl die hier genannten Anregungen den meisten Menschen theoretisch bekannt sind, werden sie bei eigenen Problemen oft nicht berücksichtigt. Folgende Punkte sollten aber bei persönlichen Schwierigkeiten und Streßsituationen unbedingt beachtet werden:

▶ **Probleme aussprechen,** diskutieren, Ärger nicht schlucken, sondern Konflikte oder Probleme zu lösen versuchen; Gefühle dabei nicht unterdrücken:
- – evtl. mit dem Personalrat oder Gewerkschaftsvertretern sprechen
- – die Probleme mit anderen Personen besprechen

▶ **Wertebewußtsein hinterfragen** und ggf. ändern
- – unerreichbare Zielsetzungen?
- – überhöhte Ideale?

▶ **Lebensführung** (Kap. 4.1.3)
- – ausreichend Ruhe und Schlaf
- – Zeit für sich selbst finden und nehmen
- – Ausgleichssport
- – zusätzlichen Freizeitstreß vermeiden
- – Bewegung in freier Natur: frische Luft, Sonnenlicht hellt Stimmung auf

▶ mehr **Selbstbestimmung:**
- – Engagement in Gewerkschaft und/oder Berufsverband ist die Voraussetzung, berufspolitische und tarifliche Veränderungen zu erreichen
- – Engagement im Betriebsrat erleichtert die Durchsetzung und Überwachung tariflicher, arbeitsrechtlicher, gesundheitsschützender und -fördernder Bestimmungen und Verordnungen

Bei sehr **starker Streßbelastung** reichen die oben genannten Verhaltensweisen jedoch manchmal nicht mehr aus. Es kann deshalb notwendig werden, **professionelle Hilfe** von Psychologen in Anspruch zu nehmen oder **räumliche und zeitliche Distanz** zum Geschehen zu wahren, z.B. durch einen Kuraufenthalt. Die Angst vor dem Eingeständnis eigener Schwächen und Probleme, sowie die Befürchtung, von anderen als nicht belastbar oder psychisch krank angesehen zu werden, läßt viele Menschen davor zurück-

schrecken, solche Hilfsangebote wahrzunehmen. Die eigenen
Probleme aktiv anzugehen ist aber, auch wenn dies mit der Unter-
stützung anderer geschieht, immer ein Zeichen persönlicher
Stärke. Oftmals benötigt man einen **Anstoß von außen,** um einen
Ausweg aus Problemen zu erkennen.

Sind die Konflikte eindeutig beruflich bedingt, so sollte man
sich überlegen, eventuell die Station, Abteilung, den Arbeitgeber
oder sogar den Beruf zu wechseln, bevor die Gesundheit und die
Lebenszufriedenheit wegen beruflicher Konflikte zu stark
gefährdet werden.

4.1.5 Streßmanagementprogramme

Streßmanagementprogramme haben das Ziel, die Teilnehmer
durch Selbstinstruktion und Selbstregulation dazu zu befähigen,
das Streßaufkommen während der beruflichen Arbeit zu kontrollieren. Die Grundlage bilden meist verhaltenstherapeutische Vorstellungen, die den Kursteilnehmern in einer zusammenhän-
genden Folge von Unterrichtsstunden angeboten werden.

Selbstinstruktionsprogramme gehen von der Annahme aus, daß
Handeln durch Selbstanweisung geleitet wird und daß eine Veränderung dieser Instruktion die streßfördernden Momente der
jeweiligen Situation oder des Ereignisses mindern kann. Man vermutet, daß Arbeitnehmer den Streß am Arbeitsplatz bis zu einem
bestimmten Maße selbst erzeugen, indem sie beispielsweise Gründe
für Belastungen eher in persönlichen Defiziten als in strukturellen
Unzulänglichkeiten vermuten. Streßmanagement verfolgt das Ziel,
die Kursteilnehmer zu einer optimalen Auseinandersetzung mit
Streßfaktoren anzuleiten, indem es auf falsche Reaktionen und
negative Selbsteinschätzungen im Zusammenhang mit Anforderungen aufmerksam macht und diese zu verändern versucht.

Das Training erfolgt in drei Phasen (nach Meichenbaum und
Cameron 1983):

▶ **Phase 1: Erstellung eines Trainingskonzepts**
  – Probleme werden ermittelt (mit Hilfe von Interview und
    Verhaltensbeobachtung)
  – Schulung der Teilnehmer zur Selbstbeobachtung und Analyse
    ihrer Probleme
  – Erstellen eines Trainingsplans

▶ **Phase 2: Aneignen und Üben von Bewältigungsfähigkeiten**
- Schulen von Bewältigungsfähigkeiten wie Kommunikation, Problemlösen, Suche nach sozialer Unterstützung, Selbstsicherheit etc.
- Üben dieser Fähigkeiten durch Selbstinstruktion, Imagination oder Rollenspiele

▶ **Phase 3: Anwendung**
- Versuche der Streßbewältigung in antizipierten Streßsituationen
- Selbstbestätigung durch erste Bewältigungserfolge
- Entwickeln von Strategien für den Umgang mit eventuellen Rückschlägen

Büssing (1990) gibt zu bedenken, daß Kurse zur Streßreduzierung für solche Berufsgruppen wirkungsvoll sind, in denen die Arbeitnehmer in hohem Maß ihre Arbeitstätigkeit selbst regulieren, somit über einen großen Tätigkeitsspielraum und eine hohe Selbstkontrolle verfügen. In diese Gruppe gehören z.B. Lehrkräfte für Pflegeberufe, Pflegedienstleitungen, Stomatherapeuten, da deren Tätigkeitsprofil klar strukturiert ist und eine gewisse Situationskontrolle zuläßt. In Arbeitsbereichen, in denen Streß hauptsächlich durch äußere Belastungen entsteht, sind Selbstmanagementprogramme oft nicht so effektiv, da die einzelne Person in der Regel die äußeren Faktoren nicht verändern kann.

4.2 Supervision

Persönliche Motivation und die Fähigkeit zur Kommunikation stellen wichtige Ressourcen dar, die das Gleichgewicht zwischen den beruflichen Anforderungen und Bewältigungsmöglichkeiten (vgl. Kap. 2.2.2) aufrechterhalten können. Im folgenden ist dargestellt, welchen Beitrag Supervision dazu leisten kann.

4.2.1 Was ist Supervision?

Der Begriff Supervision setzt sich aus den beiden Worten videre (lat.: sehen) und super bzw. supra (lat.: oben, oberhalb) zusammen und bedeutet damit: „von oben gesehen" bzw. „von oben betrachtet".
Ursprünglich wurde die Supervision in der Sozialarbeit angewendet und bedeutete Kontrolle und Beaufsichtigung. Heute stehen jedoch Aspekte der Kommunikation und Reflexion im Vordergrund.
Supervision ist eine bestimmte **Methode,** mit deren Hilfe die psychologische, soziale und institutionelle Dynamik beruflicher Interaktionen erkannt und verstanden werden soll (Bönninger 1995a).
Ihr obliegt eine **stützende** und **entlastende** und damit **psychohygienische** Funktion sowie eine **Professionalisierungsfunktion** (vgl. Kap. 4.2.2 und Kap. 4.2.3).

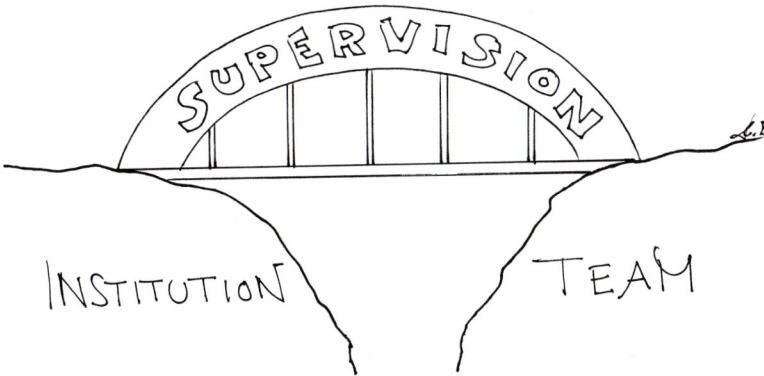

Bereiche der Supervision sind die
– Ausbildung,
– Weiterbildung und die
– institutionelle Betreuung von fachbezogenen und interdisziplinären Arbeitsteams.

Im Zusammenhang mit dem Pflegeberuf läßt sich der Begriff
Supervision mit **„Praxisberatung"** in Beziehung bringen (vgl. Hofmann 1992, Heimann 1994). Beratung enthält die Merkmale
Besprechung und Unterredung. In einer Teamsupervision z.B.
wird gemeinsam überlegt und besprochen. Die Supervisanden
berichten von eigenen Erfahrungen und erteilen sich gegenseitig
oder mit Hilfe des Supervisors Ratschläge.

4.2.2 Prinzip der Supervision

In Supervisionssitzungen überlegen die Supervisanden gemeinsam
mit dem Supervisor, wie Vorhaben oder Probleme am effektivsten
versteh- und lösbar gemacht werden können. Die Supervisanden
sollen selber wieder in die Lage versetzt werden, professionell zu
handeln, indem sie zunächst ein Verständnis für die erörterten
Berufssituationen erlangen (Bönninger 1995a). Dies zeigt, daß
durch Supervision nicht vorrangig (Fach-)Wissen vermittelt wird,
und daß (Fach-)Wissen allein keine Garantie für Handlungsfähigkeit und Erfolg bietet (Bönninger 1995a).

Der **psychohygienische Effekt** erfolgt weniger durch eine direkte
Entlastung, vielmehr ist er eine Folge wiedererlangten Verstehens
der jeweiligen Zusammenhänge. Weiterführend lernen die Teilnehmer eine „Struktur des Verstehens", die auch auf zukünftige
berufliche Situationen selbständig angewendet werden kann
(Bönninger 1995a).

> **Merke**
>
> Supervision ist **keine Therapie**, sondern vielmehr eine Möglich-
> keit, den Prozeß berufsbedingter Sozialisation zu verstehen
> und berufliche Emanzipation zu fördern.

Supervision ist durch folgende Aspekte gekennzeichnet:
– Der Supervisor führt die Gespräche methodisch: d.h. die Art

des Vorgehens basiert auf psychologischen, soziologischen
sowie auf fachlichen Erkenntnissen. Es wird nach einem Plan
vorgegangen.
– Gegenstand der jeweiligen Sitzungen, die einen Zeitraum von
drei Monaten bis etwa zwei Jahren beanspruchen (es gibt auch
permanente Supervision), ist die fachbezogene soziale Praxis,
die Analyse der berufsbedingten, oft widersprüchlichen Rollenerwartungen und die Berufspersönlichkeit. Die Berufspersönlichkeit wird durch die Sozialisationsprozesse während der Ausbildung und späteren Berufstätigkeit gebildet. Die berufliche
Sozialisation ist mit dem Gegensatz der „klassischen Pflege-
ideale" und modernen Vorstellungen von Professionalität in der
Pflege konfrontiert.
– Die methodisch geführten Gespräche beziehen die kognitive
und emotionale Ebene ein.
– Der Austausch in den Gesprächen sowie die (Selbst-)Reflexion
beruflichen Handelns ermöglicht einen Lernprozeß. Der Teilnehmer soll lernen, die eigenen Verhaltensweisen und die Reaktionen der Patienten/Kollegen besser zu verstehen, wodurch
Verhaltensänderungen möglich werden.

4.2.3 Ziele und Aufgaben der Supervision

Ziele der Supervision in der Pflege sind:

– **Verbessern der Kommunikationsfähigkeit**
zunächst innerhalb der Supervisionsgruppe, dann auch zu
Personen außerhalb der Gruppe: Patienten, Angehörigen, Mitarbeitern
– **Stärken sozialer Kompetenzen**

Da beide genannten Ziele für den optimalen Ablauf des Arbeits-
prozesses von großer Bedeutung sind, trägt Supervision zur Professionalisierung in der Pflege bei.
Außerdem hat Supervision die **Aufgabe**, einen **Lernprozeß in
Gang zu setzen**, durch den Krankenpflegeschüler und examinierte
Pflegekräfte befähigt werden, professionell zu handeln. Dies setzt
u.a. voraus, daß „die im beruflichen Handeln sich widerspie-
gelnden persönlichen Erfahrungen (Psychodynamik), das Zusammenspiel der Interaktionspartner (Soziodynamik) sowie das

Zusammenspiel zwischen Personen und Institutionen (Institutionsdynamik) verstanden werden" (Bönninger 1995a).

Das berufliche Handeln wird gelenkt durch Rollenerwartungen, die zum einen durch die Institution ausdrücklich vorgegeben sind. Zum anderen werden auch latente (nicht formal definierte) Anforderungen an den Rollenträger gerichtet. Dies kann z.B. die Erwartung/Forderung des Arbeitgebers sein, daß Überstunden geleistet werden.

Wesentliche Aufgabe der Supervision ist es, bisher **unbewußte Rollenerwartungen** der Institution aufzudecken. Bönninger (1995b) sieht im Bewußtmachen des unbewußten Rollenanteils den Schlüssel zum Verstehen beruflicher Interaktionen (vgl. Kap. 2.3.4).

Eine soziale Rolle soll nicht nur eine begrenzende, sondern auch eine **schützende Funktion** erfüllen. Erst eine klare Rollendefinition (ein Merkmal von Professionalität) ermöglicht es, sich für bestimmte Erwartungen und Aufgaben als nicht zuständig erklären zu können. Dies beugt Überforderungen vor, die durch unangemessen hohe, nicht definierte Erwartungen an die Berufsrolle entstehen können.

Bönninger (1995b) vertritt die Auffassung, daß es auch Aufgabe der Supervision ist, Erfahrungswissen durch Reflexion zu erwerben. Dieser Meinung ist zuzustimmen, da in Supervisionssitzungen durch Reflexion Erfahrungswissen ausgetauscht, weitergegeben und damit erworben wird. Dies ist als ein Beitrag für die Professionalisierung des Pflegeberufs zu werten. Für das bessere Verstehen dieser Aspekte muß „etwas weiter ausgeholt" werden. Das menschliche Verhalten wird von sogenannten „subjektiven Theorien" bestimmt. Das sind „Systeme von Annahmen und Wertungen (...), die sich Menschen über das Wesen und Funktionieren bestimmter Vorgänge bilden" (Regnet 1992, zitiert nach Bönninger 1995b). Diese persönlichen Vorstellungen ermöglichen dem Menschen, die Wirklichkeit zu strukturieren, eingetretene Ereignisse zu erklären und zu bewerten, Vorhersagen über zukünftige Ereignisse zu machen und sich für Handlungsmöglichkeiten zu entscheiden. Diese Auffassungen werden durch persönliche Erfahrungen, Sozialisationsvorgänge und persönliche Wertmaßstäbe beeinflußt. Eine Veränderung dieser Überzeugungen erfolgt wiederum hauptsächlich auf dem Wege **neuer Erfahrungen**.

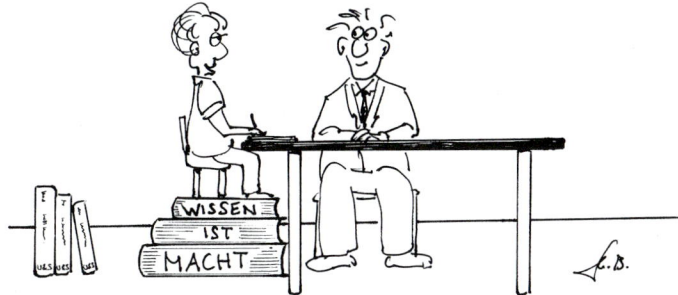

Aus der Präventionsforschung ist bekannt, daß sich Einstellungen mit dem Ziel von Verhaltensänderung nur durch Information, z.B. über Schäden von Alkohol- oder Tabakkonsum, kaum erreichen lassen. Dagegen ist die Einflußnahme über „subjektive Theorien" erfolgversprechender. Regnet schreibt ihnen Handlungsrelevanz zu, weil sie in hohem Maße das menschliche Verhalten leiten. Bönninger (1995b) weist darauf hin, daß es für die Entwicklung von professionellem pflegerischem Handeln wichtig ist, berufliche Erfahrungen in die subjektiven Theorien einzuordnen. Dabei sollten auch adäquate Berufstheorien, z.B. eine Pflegetheorie eine Rolle spielen. Durch die Reflexion, Diskussion und abschließende Deutung beruflicher Situationen und Szenen in der Supervision erfolgt eine Einordnung in das individuelle Gedankengebäude der Supervisanden. Dieser Prozeß ermöglicht es, pflegerische Situationen vor dem Hintergrund relevanter Pflegetheorien zu interpretieren. Die dann durch pflegewissenschaftliche Erkenntnisse „angereicherte" subjektive Theorie ermöglicht dem Supervisanden, zukünftige Ereignisse und Situationen im Berufsleben zutreffender zu prognostizieren. So gesehen umfaßt Supervision einen **hohen Anteil an Weiterbildung,** nicht nur im Sinne von **Persönlichkeitsbildung,** sondern auch im Sinne von **Wissenserwerb.** Damit gewinnt Supervision die Funktion der Entlastung durch Erkennen und Verstehen von Situationen. Darin ist wiederum ein Merkmal von Professionalität zu sehen.

Supervision als Methode der beruflichen Selbstreflexion ist geeignet, sowohl Krankenpflegeschüler während der Ausbildung als auch examiniertes Pflegepersonal psychisch zu entlasten sowie sozial und in der Berufspraxis zu stützen.

Supervision kann zur Klärung sehr vieler Fragen und Konflikte beitragen.

Reflexion

Überlegen Sie zunächst selbst, welche Erwartungen Sie an eine gelungene Supervision haben und welche Fragen Sie durch Supervisionsarbeit klären möchten. Vergleichen Sie dann, ob die unten nach Bereichen gegliederten Fragestellungen mit Ihren persönlichen Vorstellungen übereinstimmen.

▶ **Soziale Kontakte:**
  – Wie wirkt mein Verhalten auf Patienten und Teammitglieder?
  – Welche Gefühle lösen andere in mir aus?
  – In welche Rollen begebe ich mich selbst, welche werden mir zugeschrieben, welche schreibe ich anderen zu?
  – Habe ich Verhaltensweisen, die sich verstandesmäßigen Überlegungen entziehen?
  – Bin ich fähig, Probleme von Teammitgliedern wahrzunehmen?

▶ **Integration und Identitätsfindung:**
  – Existiert ein Spannungsfeld innerhalb meiner Berufsrolle sowie zwischen beruflicher und persönlicher Identifikation?
  – Herrscht zwischen meinem beruflichen Anspruch und der Realität ein Zwiespalt?
  – Was ist meine Motivation für das berufliche Handeln?
  – Bin ich in das Team so eingebunden, daß es mich zufriedenstellt?
  – Stabilisiere ich das Team?
  – Kann ich mich in dem Team beruflich, sozial und persönlich weiter entwickeln?

▶ **Entlastung, Psychohygiene und Professionalisierung**
  – Kann ich emotionale Verwicklungen mit Patienten oder Mitarbeitern durchschauen und die dadurch verursachten Konflikte lösen?

- Welche fördernden bzw. hemmenden Strukturen der Organisation lassen sich erfassen und wie können sie produktiv genutzt werden?
- Welche beruflichen Arbeitsziele sollen konkretisiert und objektiviert werden?
- Welche individuellen Fähigkeiten und Möglichkeiten lassen sich erweitern?
- Wo liegen die Grenzen eigenverantwortlichen Handelns?

4.2.4 Voraussetzungen für erfolgreiche Supervision

Damit eine Supervision erfolgreich ist, müssen folgende Voraussetzungen erfüllt werden:

▶ **Klare Bedingungen für die Teilnahme,** z.B.:
- Freistellung vom Dienst
- Kostenübernahme durch Träger
- Klarheit über Dauer und Form der Supervision

▶ **Überprüfbare Zielsetzung:**
- Sie sollte zwischen den Supervisanden, dem Supervisor und dem Arbeitgeber übereinstimmen und am Ende erreicht werden.
- Die Teilnehmer sind in einem Vorgespräch darüber zu informieren, was die entsprechende Supervisionsform zu leisten vermag und was nicht.
- Zugleich muß der Supervisor den Supervisanden seine Rolle erklären und darlegen, welche Schwerpunkte er setzt.
- Supervision verfolgt eine entlastende, psychohygienische und berufsentwickelnde Absicht. Die Supervision darf nicht als Mittel verstanden werden, um Mitarbeiter „gefügig zu machen" und zu kontrollieren. Supervision sollte nach Möglichkeit nicht als Pflichtveranstaltung stattfinden, da der Supervisor in diesem Fall vom Arbeitgeber abhängig und den Teilnehmern übergeordnet ist. Außerdem ist der Erfolg einer Supervision wesentlich von der Eigenmotivation der Supervisanden abhängig. Diese wird durch den Charakter einer Pflichtveranstaltung eher gemindert.

▶ **Vertrauen** zwischen Supervisor und Supervisanden
▶ **Ort** der Supervisionssitzungen: Dieser ist vorab festzulegen, um Störungen im Ablauf vorzubeugen.

117

▶ **Formen und Regeln der Interaktion bei Ausfall von Supervisanden:** Sie sind festzulegen, um nicht anwesende Mitglieder bei arbeits- oder krankheitsbedingtem Ausfall über das Besprochene bzw. Erarbeitete zu informieren. Größere Teams erfordern ggf. ein Rotationsprinzip, um allen Team- bzw. Gruppenmitgliedern eine Teilnahme zu ermöglichen, was eine Voraussetzung für erfolgreiche Veränderungen ist.

▶ **Schweigepflicht:** Der Supervisor und die Supervisanden müssen einen Konsens finden, welche Inhalte unter die Schweigepflicht fallen, also an Arbeitgeber, Vorgesetzte, Mitarbeiter usw. nicht weitergegeben werden dürfen.

▶ **Festlegung des zeitlichen Rahmens:** Supervision erfolgt in den meisten Fällen zeitlich befristet als intermittierende Maßnahme, sie kann aber auch dauerhaft angeboten werden.

▶ Der **Supervisor** darf sich nicht als der „Superweise" darstellen (Tietje/Tietje 1991). Er sollte aufgrund einer speziellen Ausbildung bzw. Weiterbildung in der Lage sein, Gespräche zu leiten und dazu beitragen, ein offenes Miteinander herzustellen. Das ist oft eine sehr schwierige Aufgabe, da das Gelingen stark von der Gruppenzusammensetzung abhängt.

Der Supervisor sollte über eine ausgeglichene, kompetente Persönlichkeit und über eigene Supervisionserfahrung verfügen, um sich auch empathisch in die Rolle der Supervisanden hineinversetzen zu können. Denn gerade zu Beginn einer Supervision fühlen sich manche Teilnehmer verunsichert, verängstigt oder auch stark vom Supervisor abhängig.

4.2.5 Supervisionskonzepte

Die Konzepte und Ansätze der Supervision sind ebenso zahlreich wie die psychologischen und soziologischen Richtungen, aus denen sie entwickelt wurden (Ruschmeyer 1994). Die Nützlichkeit eines Ansatzes ist aus seiner praktischen Anwendbarkeit bezüglich der Sinn-, Sach- und Situationszusammenhänge heraus abzuleiten. Methodisch unterstützen die Supervisionssitzungen etwa **Rollenspiele, Gruppen-, Partnerarbeiten, Bilddarstellungen** und **Psychodrama,** um die **Eigen- und Fremdwahrnehmung** zu verstärken. Die Supervisanden sollen sich aber nicht als zu Therapierende fühlen. Gegenstand der Supervision sind die objektiven

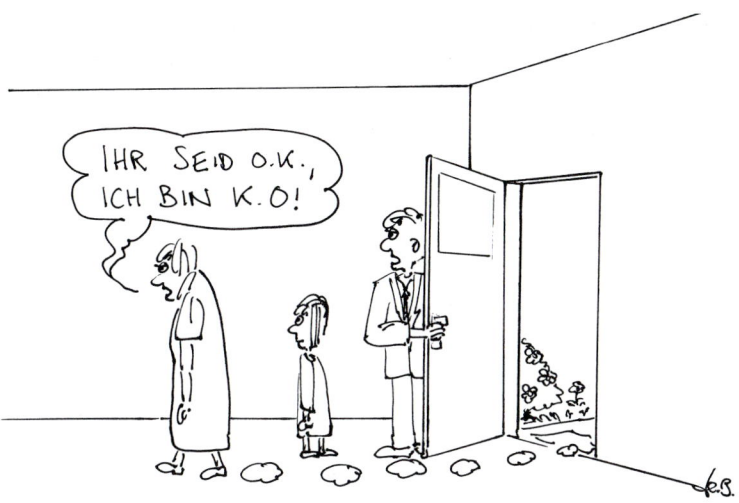

und subjektiven Ereignisse, Abläufe und Situationen, die im
beruflichen Kontext stehen. Supervision verfolgt primär keine
selbsterfahrende und therapeutische Intention.

Vom Ansatz her lassen sich beispielsweise folgende Konzepte
differenzieren:

▶ **Psychoanalytische Konzepte**

In der Psychoanalyse wird davon ausgegangen, daß unbewußte,
ungelöste Konflikte aus der persönlichen Lebensgeschichte die
aktuellen zwischenmenschlichen Beziehungen beeinflussen.
Eine Form der psychoanalytisch orientierten Supervision stellt
die Balint-Gruppe dar (vgl. Kap. 4.2.6).

▶ **Transaktionsanalytische Konzepte**

In der Transaktionsanalyse wird davon ausgegangen, daß der
Mensch von Geburt an „o.k." ist. In den sogenannten existen-
tiellen Grundpositionen werden Gefühle angesprochen, die wir
zu uns selbst und zu anderen haben. Es ist eine Grundeinstel-
lung, die unser Leben maßgeblich beeinflußt. Mit der Geburt
bringen wir die Einstellung „ich bin o.k., du bist o.k." mit.
Durch Lebensumstände, Prägungen und durch eigene Entscheidungen können wir diese Grundeinstellungen verlassen und
Positionen wie „ich bin o.k., du bist nicht o.k." oder „ich bin
nicht o.k., du bist o.k." oder „ich bin nicht o.k., du bist nicht

o.k." einnehmen. Mit diesen Positionen hat der Mensch Schwierigkeiten, positive Beziehungen, privat wie beruflich, zu leben. In Supervisionssitzungen sollten diese Positionen bewußt gemacht und reflektiert werden.

▶ **Klientenzentrierte Konzepte**

Hier steht die Erlebniswelt der Supervisanden im Vordergrund. Der Supervisor gibt weder Ratschläge noch Deutungen, sondern überläßt im Gesprächsverlauf die Initiative weitgehend den Supervisanden. Dieses Konzept geht von der Überlegung aus, daß ausreichend motivierte Personen ihre Schwierigkeiten selbst bewältigen können. Aufgabe des Supervisors ist es, eine Atmosphäre herzustellen, in der die Supervisanden ungezwungen über alles sprechen können, was sie bedrückt. Die Supervisanden sollen die Beziehungen zwischen ihren Gefühlen und ihrem Verhalten erkennen können. Der Supervisor verbalisiert die emotionalen Erlebnisinhalte. Dies soll den Supervisanden Selbstvertrauen und Kraft geben, ihre beruflichen Probleme zu analysieren und selbst zu lösen.

▶ **Verhaltensorientierte Konzepte**

Der Supervisor stützt sich im methodischen Vorgehen auf Lerntheorien (klassisches Konditionieren, instrumentelles Konditionieren, Modellernen). Diese Konzepte sind besonders im Hinblick auf traditionelle Rollenanforderungen des Pflegeberufs, die Rollenkonfusion und Überforderung zur Folge haben können, bedeutungsvoll. Es wird davon ausgegangen, daß die berufliche Sozialisation ein stetiger Lernprozeß ist. Supervision soll positive Aspekte der beruflichen Sozialisation verstärken und negativen entgegenwirken.

▶ **Gestalttherapeutische Konzepte**

Supervidiert werden nur Ereignisse und Erlebnisse der Gegenwart. Frühkindliche, unbewußte Prozesse (wie in der Psychoanalyse) bleiben ausgeklammert. Die Supervisanden sollen hier lernen, Verantwortung für ihr Handeln zu übernehmen und Entscheidungen selbständig zu treffen. Diese Art der Supervision wird meist in Gruppen abgehalten, in denen die Supervisanden konflikthafte Situationen und Beziehungen nachspielen und nacherleben.

Möglich sind auch Kombinationen verschiedener Ansätze.

Beispiel für den **Aufbau eines Supervisionskonzeptes**
Ansatz: transaktionsanalytisch
Form: Gruppensitzungen auf Station
- Teilnehmer: Pflegeteam, Stationsärzte, Oberärzte
- Häufigkeit: wöchentlich
- Zeitpunkt: jeden Donnerstag nach der Mittagsübergabe
- Sitzungsdauer: ca. 75 Minuten
- voraussichtliche Dauer: 12 Wochen
- Teilnahme gilt als Arbeitszeit
Probleme:
- Informationsdefizite im Pflegeteam sowie zwischen Pflege-
  team und Ärzten
- erhöhte Fluktuation von Pflegekräften in den vergangenen
  zwei Jahren
- gehäufte Unzufriedenheit von Patienten
Absicht/Zielsetzungen:
- bessere Pflegequalität und zufriedenere Patienten
- effektivere Kommunikation
- Analyse und Reflexion der patienten- und teambezogenen
  Probleme, Lösungsansätze

4.2.6 Psychoanalytische Supervision am Beispiel der Balint-Gruppe

Die Balint-Gruppe ist eine klassische Supervisionsform, die der in
Budapest geborene Psychoanalytiker Michael Balint (1896–1970)
begründete.
In regelmäßig stattfindenden Sitzungen lernen die Teilnehmer,
emotionalen Konfliktsituationen zu begegnen. Unter anderem ver-
suchen sie, Übertragungs- und Gegenübertragungssituationen im
Pflegealltag zu verstehen.
In der Psychoanalyse sind **Übertragung** und **Gegenübertragung**
Schlüsselbegriffe für das Verständnis zwischenmenschlicher
Beziehungen. Sigmund Freud, der Begründer der Psychoanalyse,
versteht unter dem Übertragungsphänomen, daß unbewußte
Wünsche und Ängste, aber auch Trauer, Wut und Aggression, die

aus einer früheren Beziehung herrühren, in einer gegenwärtigen Beziehung aktualisiert werden. Dies geschieht in der Psychotherapie häufig, wenn der Therapeut vom Klienten mit einem Elternteil oder einem früheren Partner gleichgesetzt wird. Bei der Übertragung wird häufig ein „Zurückfallen" in eine frühere Entwicklungsstufe ausgelöst.

Auch Pflegekraft-Patient-Beziehungen oder die Beziehung zwischen zwei Pflegekräften lösen häufig Übertragung und Regression aus, wenn einer der beiden Beziehungspartner in eine ähnliche Abhängigkeitslage gerät wie in der vormals erlebten Eltern-Kind-Beziehung. Dieses Abhängigkeitsgefühl kann durch Ohnmachtsgefühle aufgrund von Krankheit und Leiden verstärkt werden, wenn diese zu einem Verlust an Selbständigkeit führen.

Beispiel

Beispiel für eine **Übertragung:**
Ein Krankenpflegeschüler meint, von einer älteren erfahrenen Pflegekraft bevormundet zu werden, weil diese ihn bei komplexen Pflegetechniken begleitet und unterstützt. Der Schüler erlebt das Verhalten der Pflegekraft wie das seiner Mutter, die ihn häufig kommandierte. Er prüft nicht, ob die ständige Anwesenheit der Pflegekraft aus Fürsorge heraus entsteht, sondern „überträgt" das Kommandieren auf die Pflegekraft. Nach einem klärenden Gespräch stellt sich heraus, daß es nicht in der Absicht der Pflegekraft lag, den Schüler zu kommandieren oder zu bevormunden und daß es sich hier um ein Übertragungsphänomen handelte.

Beispiel

Beispiel für eine **Gegenübertragung:**
Ein Patient klingelt häufig ohne für die Pflegekraft erkennbaren Grund. Die Pflegekraft wird wütend und zeigt dies dem Patienten auch. Nach einem klärenden Gespräch stellt sich heraus, daß der Patient darunter leidet, wenig Besuch zu bekommen und daß er durch häufiges Klingeln hoffte, Zuneigung und emotionale Unterstützung von der Pflegekraft zu erhalten. Die Wut der Pflegekraft, die sie bei jedem Klingeln empfand, ist in diesem Fall eine Gegenübertragung.

In der Balint-Gruppe wird die Absicht verfolgt, die **unbewußten Vorgänge** in zwischenmenschlichen Beziehungen bewußt zu machen und in **kommunikative Akte zu übersetzen**.

Das **Offenlegen von Gefühlen** spielt in der Balint-Arbeit eine wichtige Rolle. Aggressionen, Ablehnung, Schuldgefühle sowie Sympathie sind Gefühlszustände, die die Pflegekraft in ihrer Arbeit behindern oder fördern können. Es ist wichtig, diese unangenehmen Gefühle bewußt wahrzunehmen und festzustellen, wodurch sie in einer bestimmten Situation ausgelöst werden. Auch die Gefühle des Patienten, die er auf die Pflegeperson überträgt, beeinflussen die therapeutische Beziehung.

Supervision in Balint-Gruppen wird besonders in den Bereichen praktiziert, in denen die zwischenmenschliche Beziehung wesentlicher Bestandteil der pflegerischen bzw. pflegetherapeutischen Arbeit ist, z.B. in Abteilungen, in denen psychisch und psychosomatisch Erkrankte oder an Krebs erkrankte Menschen betreut werden.

Die Teilnehmer äußern in den Fallbesprechungen ihre Gefühle und bringen ihr Erfahrungswissen ein, wovon alle profitieren können.

Im Gegensatz zu Selbsterfahrungs- oder psychotherapeutischen Gruppen bezieht sich die **Bewußtseinsänderung** des Teilnehmers vorwiegend auf die **berufliche Tätigkeit.** Die Teilnehmer können ihr berufliches Selbstverständnis verändern, indem sie das Erfahrungswissen der anderen hören, vergleichen und analysieren, dadurch eigene Schwächen erkennen und lernen, offen über zwischenmenschliche Konflikte zu reden. Hier werden vor allem soziale Kompetenzen gefördert, was sich im Pflegeberuf positiv auf die Arbeitsqualität auswirkt. Die Mitarbeiter sind aber nicht als therapiebedürftig anzusehen und zu behandeln.

4.2.6.1 Ablauf einer Balint-Gruppensitzung

Im folgenden wird ein tpypischer Verlauf einer Balint-Gruppensitzung beschrieben. Variationen sind möglich.

Die Teilnehmer der Balint-Gruppe treffen sich in ein- bis zweiwöchigen Abständen für jeweils zirka eineinhalb Stunden über einen **Zeitraum von ein bis drei Jahren.** Die Gruppe sollte aus ca. **acht bis zwölf Personen** bestehen, wobei sowohl Gruppen mit Personen aus verschiedenen Berufszweigen als auch berufshomo-

gene Gruppen möglich sind. Der Gruppenleiter ist ein Psychoanalytiker oder ein tiefenpsychologisch ausgebildeter Psycho-
therapeut mit eigener Balint-Gruppen-Erfahrung.

Die Gruppenmitglieder und der Leiter **sitzen im Kreis,** damit jeder
den anderen sehen und akustisch gut verstehen kann. Die Zusam-
menkunft beginnt in der Regel mit der Besprechung organisatorischer Belange. Danach **schildert ein Gruppenmitglied** einen
erlebten Fall (emotionale Konfliktsituation), der daraufhin
besprochen wird. Der Vortragende verwendet weder Aufzeich-
nungen noch andere Hilfsmittel. Er soll möglichst unbefangen
erzählen, damit sich die Zuhörenden ein umfassendes Bild von
den emotionalen Reaktionen des Erzählenden machen können.
Beim Rückbesinnen und Schildern werden der berichtenden
Person die eigenen Gefühlsanteile wieder deutlicher bewußt, die
auch in der Art der Falldarstellung zum Ausdruck kommen
sollen. Dies kann etwa in der Wahl der Worte, im Tonfall, in der
Lautstärke, in der Mimik, Gestik und gesamten Haltung ausge-
drückt werden. Gefühlsbetonte Darstellungen stimulieren wiederum die Gefühle der zuhörenden Personen. Sie überlegen, wie
sie reagiert bzw. sich verhalten hätten und haben die Möglichkeit,
Fragen zu stellen. Danach rückt der berichtende Teilnehmer mit
dem Stuhl aus der Runde in den Hintergrund.

In der **zweiten Phase der Sitzung** hat der Gruppenleiter die
Aufgabe, für eine Atmosphäre zu sorgen, in der die Anwesenden
ungezwungen und frei ihre unterschiedlichen **Empfindungen und
Eindrücke mitteilen.** Zunächst geht es in der Gruppenbespre-
chung nicht um allgemeinverbindliche Handlungsrichtlinien oder
Objektivität, sondern vielmehr darum, wie die Teilnehmer das
Vorgetragene subjektiv wahrgenommen haben. Sie sollen daraus
lernen, daß jede Person ein bestimmtes Verhalten anders wahr-
nimmt und individuell darauf reagiert.

Nachdem die Fallbesprechung beendet ist, rückt der Teilnehmer,
der den Fall geschildert hat, wieder mit in die Runde. Er wird
vom Gruppenleiter befragt, wie er sich während der Besprechung
und Diskussion im Hintergrund gefühlt hat. Die mitgeteilten
Gefühle wird der Gruppenleiter ggf. auf ihre Bedeutung hin interpretieren. Abschließend faßt er das **Ergebnis der Besprechung**
zusammen.

4.2.6.2 Balint-Gruppenarbeit im Pflegeberuf

Die oben dargestellte Fallbesprechung zeigt, inwieweit Pflegekräfte von der Teilnahme an einer Balint-Gruppe profitieren
können.

Nach Drees (1996) machen die Teilnehmer einer Balint-Gruppe
folgende wesentliche Erfahrungen:

– Sie müssen ihren Ärger über Patienten nicht verbergen. Sie
  können ihre Probleme offen mit den anderen Teilnehmern aus-
  tauschen und von deren Erfahrungen profitieren.
– Mitarbeiter haben ähnliche oder auch ganz andere Probleme
  erlebt.
– Einige Gruppenteilnehmer empfinden in der gleichen Situation
  unterschiedlich. Wenn die einen sich z.B. mütterlich oder
  helfend verhalten, werden andere wütend.
– Sie lernen zu verstehen, was ein Patient mit seinem Verhalten
  mitteilen oder erreichen will.
– Sie lernen sich selber besser zu verstehen, weil sie jetzt wissen,
  wie sie sich in bestimmten Situationen und gegenüber Patienten
  adäquater verhalten können.
– Sie können Patienten und anderen Personen, die bei ihnen in
  der Regel unangenehme Gefühle und Verhaltensweisen ausgelöst haben, wieder gelassener gegenübertreten.
– Die Gedankengänge von anderen Gruppenmitgliedern und die
  Anregungen des Supervisors können zur Lösung ihrer Probleme
  beitragen.

Merke

In Balint-Gruppen kann sowohl die **soziale Kompetenz**
als auch die **Selbstkompetenz** der Gruppenmitglieder gefördert
werden. Sie tragen dazu bei, den alltäglichen Umgang mit
Patienten und anderen Personen zu erleichtern.

4.3 Gesundheitsförderung am Arbeitsplatz

In diesem Kapitel sollen Möglichkeiten und Maßnahmen zur Streßvorbeugung und -bewältigung aufgezeigt werden, die vor allem in Zusammenarbeit mit dem Arbeitgeber bzw. der Institution durchzuführen sind. Persönliches Engagement und kreatives Potential des einzelnen Mitarbeiters sind hier aber ebenso gefragt.

4.3.1 Gesetzliche Arbeitsschutzbestimmungen

Entsprechend der **Fürsorgepflicht** haben Arbeitgeber im Rahmen bestehender Rechtsvorschriften dafür zu sorgen, daß Arbeitnehmer während ihrer Arbeitstätigkeit keine gesundheitlichen Schäden davontragen. Da bis heute jedoch kein einheitliches Arbeitsschutzgesetz existiert, sind die Arbeitsschutzbestimmungen in verschiedenen Gesetzen, Verordnungen sowie in den Unfallverhütungsvorschriften der jeweiligen Unfallversicherungsträger (Berufsgenossenschaften) geregelt. Das Einhalten und Durchführen der gesetzlichen Bestimmungen auf dem Gebiet des Arbeitsschutzes, des Öffentlichkeits- und Umweltschutzes obliegt hauptsächlich der Gewerbeaufsicht. Ihre Überwachungstätigkeit ergänzt die Besichtigungs- und Beratungsfunktion der Technischen Aufsichtsbeamten der Unfallversicherungsträger.
Für Sicherheit und Gesundheitsschutz am Arbeitsplatz sind das Arbeitsschutzrahmengesetz und darauf gestützte Rechtsverordnungen, das Gerätesicherheitsgesetz und der erweiterte Präventionsauftrag der gesetzlichen Unfallversicherungsträger relevant. Nachfolgend werden einige Gesetze und Verordnungen, die für den Arbeits- und Gesundheitsschutz bedeutungsvoll sind, genannt.

Arbeitsstättenverordnung

Sie legt Mindestvorschriften bezüglich Sicherheit und Gesundheitsschutz in der Ausstattung von Arbeitsstätten fest. **Soziale Arbeitsschutzanforderungen** beziehen sich beispielsweise auf die Einrichtung und das ausreichende Vorhandensein der Pausenräume und Sanitärräume.
Die Arbeitsstättenverordnung gibt aber auch Hinweise auf **sicherheitstechnische Arbeitsschutzanforderungen**, z.B. Raumtemperatur, Lüftung, Beleuchtung, Verkehrswege und Fußböden.

Berufskrankheitenverordnung

Als Berufskrankheiten gelten Erkrankungen, die nach medizinischen Erkenntnissen nachweislich durch berufliche Tätigkeiten hervorgerufen werden und denen gewisse Personengruppen durch die Arbeit in deutlich höherem Grade als die übrige Bevölkerung ausgesetzt sind. Fast alle anerkannten Berufskrankheiten sind in einer Berufskrankheitenliste aufgeführt. Die derzeit geltende Berufskrankheitenliste stammt aus dem Jahr 1993. Für den Pflegedienst bzw. Gesundheitsdienst sind vor allem die in Tabelle 4-5 aufgeführten Berufserkrankungen relevant.

Gefahrstoffverordnung

Auf der Grundlage des Chemikaliengesetzes und unter Berücksichtigung des Mutter- und Jugendschutzgesetzes wird in dieser

Tab. 4-5 Berufserkrankungen im Pflege- bzw. Gesundheitsdienst (Auswahl, Stand 1993).

Berufskrankheiten-Listen-Nr.	Erläuterung
2108: Bandscheibenbedingte Erkrankungen der Lendenwirbelsäule	– Verursacht durch langjähriges Heben und Tragen schwerer Lasten oder durch – langjährige Tätigkeiten in äußerst ungünstiger Rumpfbeugehaltung, die zur Unterlassung sämtlicher Tätigkeiten gezwungen haben, die für die Entstehung, die Verschlimmerung oder das Wiederaufleben der Krankheit ursächlich waren oder sein können.
5101: Schwere oder wiederholt rückfällige Hauterkrankungen	– Wenn diese zur Unterlassung aller Tätigkeiten gezwungen haben, die für die Entstehung, die Verschlimmerung oder das Wiederaufleben der Krankheit ursächlich waren oder sein können.
4301 und 4302: Durch Allergien verursachte obstruktive Atemwegserkrankungen (inklusive Rhinopathie) oder durch chemisch-irritativ oder toxisch wirkende Stoffe verursachte Atemwegserkrankungen.	– siehe Erläuterung 5101
3101: Infektionskrankheiten	– Wenn der Versicherte im Gesundheitsdienst, in der Wohlfahrtspflege, in einem Laboratorium tätig ist oder – durch eine andere Tätigkeit der Infektionsgefahr in ähnlichem Maße besonders exponiert war.

Verordnung seit 1986 das Inverkehrbringen und der Umgang mit gefährlichen Stoffen, einschließlich Krankheitserregern, geregelt. Die Gefahrstoffverordnung hat sowohl für den Arbeitsschutz als auch für den Verbraucherschutz Geltung. Im betrieblichen Bereich ist der Umgang mit Gefahrstoffen mit speziellen Auflagen für Hygiene (Bereitstellung von Aufenthaltsräumen, Betriebskleidung, Duschen etc.), Beschäftigungsbeschränkungen für Jugendliche und Frauen, Pflicht zur Überwachung der Gesundheit der Arbeitgeber (Vorsorgeuntersuchungen) und ähnlichen Regelungen verbunden.

Gesetzliche Unfallverhütung und Gesundheitsschutz

Die gesetzliche Unfall-, Kranken- und Rentenversicherung bildet das Sozialversicherungssystem, das 1911 in der so bezeichneten Reichsversicherungsordnung (RVO) zusammengefaßt wurde. Hinzugekommen ist 1995 die gesetzliche Pflegeversicherung. Inzwischen wurde die in verschiedenen Teilbereichen antiquierte RVO in das neugeschaffene Sozialgesetzbuch (SGB) überführt. In diesem Gesetzeswerk sind das **Recht der sozialen Sicherheit** und die Aufgaben und Maßnahmen der gesetzlichen Unfallversicherung auf dem Gebiet der Unfallverhütung festgelegt. Als Rahmengesetz regelt es folgendes:
– Maßnahmen zur Unfallverhütung
– Maßnahmen zur Ersten Hilfe bei Berufskrankheiten, Arbeitsunfällen und diesen rechtlich gleichgestellten Unfällen
– Maßnahmen zur Früherkennung von Berufskrankheiten
– Leistungen, die nach dem Recht der gesetzlichen Unfallversicherung beansprucht werden können

Unfallverhütungsvorschriften der gesetzlichen Unfallversicherung

Die Träger der gesetzlichen Unfallversicherung haben vom Gesetzgeber den Auftrag erhalten, Unfallverhütungsvorschriften zur Durchsetzung der Unfallverhütung in den ihnen angeschlossenen Betrieben zu erlassen. Die Bestimmungen in den Unfallverhütungsvorschriften haben eine sogenannte autonome Rechtssetzungsbefugnis mit mittelbarer Rechtswirkung, die gleichermaßen den Unternehmer und die Beschäftigten verpflichten, sich gefahrenbewußt zu verhalten, die Sicherheitsbestimmungen zu beachten und einzuhalten. Verstöße gegen die Vorschriften gelten als Ordnungswidrigkeit und können mit einem Bußgeld bis 20000 DM geahndet werden.

Die Unfallverhütungsvorschriften bestehen aus einem Netzwerk allgemeiner und spezieller Vorschriften. Der Teil „Allgemeine Vorschriften" legt die grundlegenden Pflichten des Unternehmers fest und ordnet die Pflichten des Versicherten. Für den Pflegedienst ist die **Unfallverhütungsvorschrift „Gesundheitsdienst"** von besonderem Interesse. Sie enthält spezielle Vorschriften und grundlegende Pflichten von Unternehmern und Beschäftigten in Institutionen der Krankenpflege zur Vermeidung arbeitsbedingter Gesundheitsgefahren, z.B. besondere Schutzbestimmungen bei erhöhter Infektionsgefährdung und Hinweise zur Vermeidung einer berufsbedingten Infektion mit HIV.

Zusätzlich sind für den Arbeitsschutz im Gesundheitsdienst folgende Vorschriften und Gesetze relevant:
– Die Unfallverhütungsvorschrift „Arbeitsmedizinische Vorsorge"
– Die Unfallverhütungsvorschrift über die Anwendung von Röntgenstrahlen und radioaktiven Stoffen in medizinischen Betrieben
– Mutter- und Jugendschutzgesetz
– Gesetz über die Angleichung der Leistungen zur Rehabilitation
– Gerätesicherheits- und Medizinproduktegesetz
– Strahlenschutz- und Röntgenverordnung
– Richtlinie für Krankenhaushygiene und Infektionsprävention
– Unfallverhütungsvorschriften der Berufsgenossenschaft für Gesundheitsdienst und Wohlfahrtspflege.

Überwachung der Arbeitsschutzmaßnahmen

Das Einhalten der Unfallverhütungsvorschriften soll von den Unfallversicherungsträgern durch sogenannte Technische Aufsichtsbeamte gewährleistet werden. Diese überwachen und beraten die Mitgliedsunternehmen. Die Unfallversicherungsträger organisieren auch Fortbildungsveranstaltungen, die über Gesundheitsschutzmaßnahmen am Arbeitsplatz informieren.

Darüberhinaus gelten sämtliche Bemühungen hinsichtlich Arbeitsschutz, Sicherheit und Gesundheitsschutz als eine Gemeinschaftsaufgabe von Unternehmern und Arbeitnehmern,

die die entsprechenden Maßnahmen als Sozialpartner inner-
betrieblich organisieren und durchzuführen haben. Die **Verantwortung** für den **Arbeitsschutz** liegt aber in erster Linie beim
Unternehmer. Er ist dafür zuständig, daß im Arbeitsschutzbereich
die neuesten technischen und wissenschaftlichen Erkenntnisse
berücksichtigt werden, damit Gesundheitsrisiken am Arbeitsplatz
weitestgehend vermieden oder verringert werden können. Zudem
hat er den Angestellten die nötigen Schutzanweisungen zu erteilen und er sorgt für die bestmögliche Integration der Arbeits-
schutzmaßnahmen in den Betriebsablauf.

Um den Gesundheitsschutz in Zukunft zu optimieren, ist es notwendig, daß die neueren Erkenntnisse der Arbeitspsychologie in
den Bereich der betrieblichen Gesundheitsförderung Eingang
finden. Eine Gesundheitsförderung, die diese Erkenntnisse
berücksichtigt, beinhaltet zusätzlich qualifikatorische und innova-
tive Elemente und wirkt sich deshalb auch positiv auf die Pflegequalität aus. Im Hinblick auf den Pflegealltag sind dafür folgende
Neuerungen erforderlich (Görres 1992):
- neue **Entscheidungs- und Handlungsspielräume** für Pflegekräfte
  eröffnen
- fachliche **Kompetenz** hinsichtlich patientenorientierter Pflege
  erweitern
- aktives **Mitgestalten** der Arbeit durch die Pflegekräfte in bezug
  auf humanen Arbeitsablauf, Aufstiegs- und Entfaltungsmöglich-
  keiten
Die Tabelle 4-6 zeigt typische Problemfelder im Krankenhaus und
Maßnahmen zur Verbesserung des Arbeits- und Gesundheits-
schutzes in diesen Bereichen.

4.3.2 Das Krankenhaus – sowohl Arbeits- als auch Lebensraum

Die Umwelt am Arbeitsplatz beeinflußt nachweislich die Gesundheit und die Zufriedenheit der Beschäftigten. Die Gestaltung der
Umgebung wirkt sich im Krankenhaus nicht nur auf die Beschäftigten, sondern auch auf das Wohlbefinden der Patienten aus.
Ästhetische und farbliche Eindrücke wirken sich im Unterbe-
wußtsein auf das seelische Befinden aus und beeinflussen damit
das Sozialverhalten, die geistige Leistungsfähigkeit und die kör-

Tab. 4-6 Betätigungsfelder der innerbetrieblichen Gesundheitsförderung.

Problemfelder	Maßnahmen
Körperliche (Fehl)Beanspruchung und unergonomische Arbeitsabläufe	▶ Entstehungsbedingungen feststellen ▶ geeignete Präventionsmaßnahmen ergreifen: Arbeitstechniken, Rückenschule etc. ▶ technische Ausstattung zur Entlastung bei körperlich beanspruchender Arbeit verbessern ▶ Einsatz sicherer und bedienungsfreundlicher Technologien
Arbeitssicherheit	▶ Einführung und regelmäßige Schulung der Mitarbeiter ▶ Einhaltung der Schutzbestimmungen ▶ regelmäßige Wartung von Geräten
Ökologische, psychologische und soziale Belange	▶ ökologisches Bauen und Ausstatten, Begrünung, Verkehrsberuhigung ▶ menschengerechte architektonische und farbliche Gestaltung der Arbeitsräume ▶ ökologisch bedachte Betriebsführung
Arbeitszeit und Dienstplanung	▶ familienfreundliche Arbeitszeitmodelle (z. B. Kernarbeitszeit) ▶ angemessene Freizeit- und Erholungsphasen
Arbeitsorganisation	▶ nichtarbeitsteilige Pflegesysteme sollten Priorität gegenüber der Funktionspflege haben ▶ störungsfreie Intervalle für Pflege (z. B. keine Unterbrechung durch diagnostische Maßnahmen) ▶ partizipative (teilhabende und gleichberechtigte) Arbeitsgestaltung
psychisch belastende Arbeitssituationen	▶ Arbeitssituation erfassen und analysieren ▶ adäquate Abhilfe bzw. Bewältigung (Balint-Gruppe, andere Supervisionsformen, Gesprächsführung, Reflexionskreise, Streß- und Konfliktbewältigungstraining, Sterbebegleitung) ▶ präventive und rehabilitative Arbeitsansätze

perlich-seelische Gesundheit. So konnte beispielsweise in einer Studie festgestellt werden, daß chirurgische Patienten mit weniger Analgetika auskamen, wenn sie einen Ausblick auf einen begrünten Innenhof hatten.

Da Vollzeitbeschäftigte ein Drittel des Tages am Arbeitsplatz verbringen, ist es besonders wichtig, daß die (architektonische) Gestaltung der Umgebung neben funktionalen auch gesundheitliche, soziale und emotionale Bedürfnisse der Mitarbeiter berücksichtigt. Die Weltgesundheitsorganisation (WHO) fordert deshalb, daß gerade im Krankenhaus, das ja die Aufgabe hat, Gesundheit umfassend zu fördern, diese Erkenntnisse bei baulichen und innenarchitektonischen Maßnahmen berücksichtigt werden.

Im November 1995 wurde deshalb das „Deutsche Netz Gesundheitsfördernder Krankenhäuser" in Hildesheim gegründet. Im Februar 1996 formulierten die Mitglieder des Netzes auf der Basis der Ottawa-Charta und der Budapester Deklaration der **WHO** folgende **Ziele** der deutschen Kliniken (Chiemsee-Erklärung):

– Erweiterung des Leistungsspektrums durch Information, Beratung und Schulung
– Weiterentwicklung rehabilitativer Programme (u.a. Frührehabilitation)
– Entwicklung zum Kooperationsmittelpunkt für die Region; im Krankenhaus sollen die verschiedenen Gesundheitsdienste (ambulante Pflegedienste, niedergelassene Ärzte, Sozialdienste, Selbsthilfegruppen, Krankenkassen, etc.) gebündelt und koordiniert werden
– Integration allgemeiner gesundheitsfördernder Maßnahmen (z.B. Bewegungstherapie, Sozialvisite, Ernährungsberatung, gesunde Arbeitsweise, architektonische und bauliche Verbesserungen)

4.3.2.1 Welche Aspekte des Krankenhauses als Lebens- und Arbeitsraum sind für die Gesundheit von Bedeutung?

Über unsere Sinne nehmen wir die Umgebung mehr oder weniger bewußt wahr, denn die **bauliche Gestaltung von Gebäuden** (Grundriß und Höhe der Räume, farbliche Ausgestaltung, Einrichtung, Lichteinfall und Lichtquellen, Ausblick aus Fenster, Art der Baustoffe, Schalldämmung etc.) beeinflußt subtil, aber ständig unser seelisches Wohlbefinden, die geistige Aktivität und damit die Gesundheit.

Besonders das vegetative Nervensystem reagiert auf die Umgebung in Form von Eustreß oder Disstreß (vgl. Kap. 2). Ästhetische und farbliche Reize können sich entweder positiv stimulierend oder auch negativ auf die Stimmung und das Sozialverhalten auswirken. Auch die **Umgebung und Lage** des Krankenhauses spielt in diesem Zusammenhang eine Rolle. Zum Wohlbefinden beitragen können u.a.:

– Begrünen der Fassaden

– Ausgrenzen von Lärmbelästigungen (z.B. durch den Kraftfahr-
zeugverkehr)
– Einrichten von Grünanlagen für Patienten, Besucher und
Beschäftigte (Begegnungsorte)

Auch für die **Innenraumgestaltung** im Krankenhaus ist das
Berücksichtigen von sozialen und psychologischen Aspekten für
(Langzeit)Patienten wie auch für Beschäftigte wichtig. Die räumlichen Rahmenbedingungen und die Ausgestaltung beeinflussen
entscheidend die **Kommunikation** und **Interaktion** zwischen
Beschäftigten und Patienten. Persönliche Begegnungen finden nur
dort statt, wo die **Beschaffenheit des Raumes** dies ermöglicht,
z.B. durch eine freundliche Gestaltung (helle, gut beleuchtete
Räume, einladende Farbe der Wände und Einrichtung, Sitz-
gelegenheiten, ausreichend Platz); rein funktionale Räume wirken
oft kalt und unpersönlich und werden daher eher als kontakt-
hemmend empfunden.

Tip

Besprechen Sie mit der Krankenhausführung, welche Verbesserungen konkret umgesetzt werden können.

Lichtverhältnisse

Die Qualität der Lichtverhältnisse wirkt sich sowohl auf das
Wohlbefinden und die Leistungsfähigkeit der Beschäftigten als
auch auf das Befinden der Patienten aus. Die **Wirkung des
Lichtes** hängt ab von der
– Art der Lichtquelle (Tages- oder Kunstlicht),
– Farbe des Lichts (kalte oder warme Wirkung)
– und der Richtung der Strahlung.

Räume mit zuwenig Sonneneinstrahlung wirken trostlos, öde und
können depressive Stimmungen auslösen. Außerdem sind Fehl-
beleuchtung oder Lichtmangel auf Dauer gesundheitsschädlich.
Leuchtstoffröhren, die neben Licht auch UV-Strahlen emittieren,
bedeuten beispielsweise ein zusätzliches Risiko für das Entstehen
von Grauem Star und Hautkrebs.

Heutzutage dienen für die **künstliche Beleuchtung** vornehmlich
Glühbirnen und fluoreszierende Lichtquellen in Form von

Leuchtstoffröhren. Anders als Glühbirnen produzieren fluoreszierende Lampen Licht über nichtthermische Mechanismen, das erzeugte Lichtspektrum ist ziemlich verzerrt, da es nur einen begrenzten Teil des Gesamtspektrums (Blau-, Gelb- und Rotlicht) enthält. In Krankenhäusern darf das „kühlweiße" fluoreszierende Licht, das gerade in den Bereichen des Spektrums, in denen die Sonnenstrahlung am stärksten ist, große Defizite im Rot- und Blau-Bereich aufweist, nicht verwendet werden. Fluoreszierende Vollspektrumlampen (UV-Licht herausgefiltert) dagegen gelten derzeit als die beste verfügbare künstliche Lichtquelle.

Im Gegensatz zu kühlweißem Licht, das bei Menschen zu Reizbarkeit, Hyperaktivität oder Erschöpfung führen kann, hat eine **Vollspektrumbeleuchtung** einen positiv stimulierenden Effekt (Liberman 1995). Tabelle 4-7 gibt Auskunft über Formen, Eigenschaften und Anwendung von Kunstlicht.

Tab. 4-7   Arten, Eigenschaften und Anwendungsbereiche von Kunstlicht.

Arten	Eigenschaften	Anwendungsbereiche
Direktes Licht	– sendet ca. 90% des Lichts zielgerichtet auf ein zu beleuchtendes Objekt – erzeugt harte Schatten	– Leselampe – OP-Lampe – Tageslichtprojektor – Beleuchtung von Kunstgegenständen
Halbdirektes Licht	– strahlt ca. 40% des Lichts in alle Richtungen ab, restliche Lichtmenge strahlt über Wände und Decken ab – mittlere Schattenhärte – unscharfe Ränder	– ungerichtete Beleuchtung in Arbeitsräumen und Wohnungen – in Pflegezimmern als zusätzliche Lichtquelle über dem Tisch
Freistrahlendes Licht	– strahlt gleichmäßig in alle Richtungen – geringe bis mittlere Schattenhärte	– Bäder, Toiletten, Korridore
Indirektes Licht	– ca. 90% des Lichts werden an Decke/Wände gestreut und von dort in den Raum reflektiert – Decken/Wände erscheinen hell – keine Schatten	– Beleuchtung von Arbeitsräumen, z. B. Pflegezimmer, Stationszimmer, Büro – Beleuchtung von Schulzimmern etc.

Tip

Achten Sie mit darauf, daß die Lichtquellen in Ihren Arbeits-
räumen funktional eingesetzt werden.

Farbwirkungen

Verschiedene Farben rufen unterschiedliche physiologische und
psychovegetative Wirkungen hervor. Strahlende Rot-, Orange-
und Gelbtöne üben eine vitalisierende Wirkung aus, während
Blau, Indigo und Violett mehr beruhigt und reaktiviert wirken.
Gegenüber der überwiegend rein funktionellen Ausstattung der
Krankenhäuser der Vergangenheit fließen seit einigen Jahren
zunehmend ästhetische und sozial- und farbpsychologische Überlegungen in die Krankenhausgestaltung ein. Helle, freundliche
Farben, die die Stimmung anregen, werden sowohl bei der Wandfarbe, bei den Einrichtungsgegenständen als auch für Bettwäsche,
Patientenhemden und Personaldienstkleidung eingesetzt.
Bei der Auswahl der Wandfarbe ist zu beachten, daß die **Farb-
gebung** die **Funktion** eines Raumes oder Gegenstandes durch ihre
symbolische Wirkung hervorheben kann. Enge, dunkle Flure mit
wenig Tageslicht benötigen freundliche Farben, da diese die
Flächen und Räume optisch größer wirken lassen. Weite und
kühle Räume erhalten eine wärmere, wohnlichere Atmosphäre,
wenn sie in rötlichen Tönen gestrichen werden. Für Arbeitsräume
eignen sich beispielsweise grünliche, helle Töne, da diese beruhi-
gende und konzentrationsfördernde Eigenschaften haben.
In Krankenhäusern und Pflegeheimen wirken alle Räume durch
Pastellfarben (wärmende gelbe, orange, grüne und rote Farbtöne)
freundlicher und ansprechender. Rot- und Gelbtöne können
depressive Patienten in psychiatrischen Kliniken aktivieren und
positiv stimulieren. Auf unruhige, nervöse Menschen wirken
dagegen grüne und blaue Umgebungsfarben beruhigend. Blautöne
eignen sich oftmals auch für Räume mit sehr viel Sonne oder für
Sanitärbereiche und Bäder, da sie hier den Eindruck von Frische
vermitteln. Für Operationsräume eignet sich etwa ein beruhi-
gendes Grün. Die Wirkungen verschiedener Farbgruppen ist in
Tabelle 4-8 zusammengefaßt.

Merke

Die positive Wirkung der Farbe läßt sich im Krankenhaus für die Gesundheitsförderung bei Patienten und Pflegepersonal nutzen. Dabei sollten sich die Wirkung der Farbe und die Funktion des Farbträgers nicht widersprechen.

Pflanzen

Pflanzen haben verschiedene Wirkungen, die im Krankenhaus genutzt werden können:
– grüne Pflanzen **produzieren Sauerstoff** und **verbrauchen Kohlendioxid** und können daher zur Verbesserung des Raumklimas beitragen
– sie erhöhen die **Luftfeuchtigkeit** durch Verdunsten
– einige Pflanzen können **Schadstoffe** aus der Luft aufnehmen und **abbauen**
– sie können auch positive **psychische Effekte** haben

Schnittblumen können aus hygienischer Sicht im Krankenzimmer jederzeit aufgestellt werden, sofern es sich nicht um Bereiche mit hohem Infektionsrisiko handelt (etwa Transplantations- und Verbrennungseinheiten, Intensivstationen) und sie bei anderen keine allergischen Reaktionen auslösen. Das Risiko der Keimübertragung ist bei Schnittblumen sehr gering, dazu müßte ein direkter Wundkontakt (z.B. mit Blumenwasser) erfolgen.

Topfpflanzen können Erreger übertragen, die bestimmte Infektionen verursachen, wie Tetanus und Aspergillose (Lungenentzündung). Sie sollten daher in einem Krankenhaus nur dort aufgestellt werden, wo kein oder nur ein geringes Infektionsrisiko besteht, z.B. in Hörsälen, Unterrichtsräumen, Personalwohnräumen, Kantinen, Büroräumen und Eingangsbereichen.

Tip

Besonders geeignet sind auch Hydrokulturen, da hier weniger Keime vorhanden sind als in Blumenerde.

Tab. 4-8 Emotionale Eindrücke und Wirkungen von Farben auf die menschliche Psyche.

Farbgruppen	Emotionale Eindrücke/Wirkungen
Warme Farben	
– orangerot	– vital
– zinnoberrot	– temperamentvoll, alarmierend
– kaminrot	– kraftvoll, energisch
– purpurrot	– würdevoll, kräftig
– weinrot	– machtvoll, energetisch
– hellrosa	– kindlich, naiv, optimistisch
– altrosa	– heiter, elegant, selbstsicher
– rotbraun	– warm, selbstbewußt
– rotlila	– feierlich
Strahlende Farben	
– hellgelb	– sonnig, fröhlich, anregend
– safrangelb	– beweglich, ansprechend, prächtig
– orangegelb	– grell, laut
– gelbgrün	– natürlich, jugendlich, triebhaft
– goldocker	– erdverbunden, warm, herzlich
– sandfarben	– neutral, heiter
Kühle Farben	
– dunkelblau	– schwermütig, besinnlich, streng
– königsblau	– überlegen, beherrscht
– hellblau	– luftig, verträumt
– blaugrün	– sauber, kalt, unnahbar, angespannt
– pastellgrün	– ruhig, erfrischend, kühl
– blauviolett	– magisch, vergeistigt
– graublau	– zurückhaltend, abgrenzend
Statische Farben	
– grasgrün	– natürlich, beruhigend, ausgleichend
– dunkelgrün	– naturverbunden, schwer, grüblerisch
– violett (gedämpft)	– unentschieden, lockend
– mittelbraun	– erdverbunden, häuslich, nüchtern
– dunkelbraun	– erdig, schwer
– flieder	– verträumt, süßlich
– olivgrün	– ruhig, anpassend, tarnend
– graugrün	– bescheiden, bedächtig
Neutrale Farben	
– schwarz	– ernst, geheimnisvoll, düster, streng
– weiß	– klar, sauber, kühl
– silbergrau	– neutral, anpassungsfähig
– dunkelgrau	– freudlos, schwer

Kunst im Krankenhaus

Im Krankenhaus sind künstlerische Aktivitäten eine willkommene Abwechslung von der Eintönigkeit des Klinikalltags. Sie können insbesondere Patienten von der Beschäftigung mit der eigenen Krankheit ablenken. Künstlerischer Betätigung wird mittlerweile ein therapeutischer Effekt zugeschrieben.

Kunst bietet die **Möglichkeit**, den **Arbeitsplatz** und den **sozialen Lebensraum** zu kultivieren. Als Grundvoraussetzung für die Integration gestalterischer und künstlerischer Elemente in die Krankenhauskultur gilt das generelle Umdenken vom medizinisch-funktionalen zum humanistischen Menschenbild. Der medizinisch-funktionale Ansatz geht dabei von einer Analogie zwischen Mensch und Maschine aus. Der Mensch wird als komplexe „Reiz-Reaktions-Maschine" gesehen, seine Krankheiten als funktionelle Störungen, die von der Medizin mit Hilfe von technischem und fachlichem Wissen behoben werden können. Die Individualität sowie psychische und emotionale Bedürfnisse des einzelnen Patienten werden in diesem Menschenbild nicht berücksichtigt, innere Ressourcen und Selbstheilungskräfte können nicht ausreichend für den Genesungsprozeß fruchtbar gemacht werden.

Im humanistischen Menschenbild wird dagegen künstlerischen und gestalterischen Aspekten im Krankenhaus die Rolle eingeräumt, das **Selbstheilungspotential** der Patienten zu stärken und die **Arbeitszufriedenheit des Krankenhauspersonals** zu vergrößern. Krankenhäuser sind dann nicht mehr nur „Krankheiten-Häuser" und Reparaturwerkstätten für defekte Organe (Hannich 1992).

Die Integration von Kunst und Kultur in den Klinikalltag macht den Lebensraum Krankenhaus für Patienten und Beschäftigte attraktiver und trägt so zur Förderung der Genesung der Patienten und der Arbeitszufriedenheit des Personals gleichermaßen bei.

Nach dem Motto „lieber kreativ gesund werden als krank langweilen" (Hannich 1992) sollten die therapeutischen Effekte von Kunst und Kulturarbeit im Krankenhaus in Zukunft stärker berücksichtigt werden.

In jeder Gesundheitseinrichtung sollte deshalb ein **Kulturbeauftragter** eingesetzt werden, der die Kulturarbeit mit Beschäftigten,

138

Patienten und Künstlern nach einem Programm plant und leitet.
Als Programmpunkte kommen beispielsweise Wechselausstellungen, Konzerte, Theateraufführungen und Foto- und Malwettbewerbe in Frage.
Die therapeutische Wirkung von Musik- und Tanztherapie ist bei vielen Erkrankungen bereits erwiesen. Auch das Pflegepersonal sollte den streßreduzierenden und damit präventiven Effekt bewußt nutzen.

Raumklima

Das Raumklima wird durch eine Vielzahl von Faktoren bestimmt:
– Temperatur und Luftfeuchtigkeit,
– Luftbewegung und Schadstoffgehalt der Luft,
– Baustoffe,
– Elektrosmog
– sonstige Faktoren wie Schall, Gerüche etc.
Die **Raumtemperatur** und die **Luftfeuchtigkeit** beeinflussen sowohl den Wärme- und Flüssigkeitshaushalt als auch die körperliche und geistige Leistungsfähigkeit.
Für Patienten sowie für Beschäftigte in Krankenhäusern ist eine Luftfeuchtigkeit zwischen 35 und 65 Prozent gesundheitsdienlich. Je höher die Luftfeuchtigkeit, desto unangenehmer werden höhere Temperaturen empfunden.
Eine zu geringe Luftfeuchtigkeit in der Heizperiode kann die Schleimhäute der Atemwege reizen, eine zu hohe Luftfeuchtigkeit – bei Konstruktionsfehlern – kann zum Niederschlag von Feuchtigkeit an kühlen Bauteilen führen, wodurch die Gefahr der Schimmelbildung (Allergierisiko) entsteht. Die Luftfeuchtigkeit sollte mit Hilfe eines Hygrometers regelmäßig kontrolliert werden, damit gegebenenfalls regulierend eingegriffen werden kann.
In Krankenhäusern ist die Raumluft mit Krankheitskeimen und giftigen Emissionen aus Baustoffen und Möbeln angereichert. Durch die Verwendung verschiedenster Chemikalien (Lacke, Sprays, Lösungen usw.) und durch schadstoffbelastete Baumaterialien kann der Gehalt an Schadstoffen in der Raumluft hohe Werte erreichen. Durch niedrigere Raumtemperatur kann der Austritt der Gifte aus den Baustoffen und Einrichtungsgegenständen reduziert werden. Zudem ist eine ausreichende Sauerstoffversor-

gung der Raumluft wichtig, denn der Mensch reagiert bereits bei einem Sauerstoffgehalt unter 15 Prozent und bei einem Kohlendioxidgehalt von 0,07 Prozent mit Ermüdung, Leistungsminderung und Kopfschmerzen.

Tip

– Zwei- bis dreimaliges **Stoßlüften** pro Tag ist deshalb unbedingt erforderlich. Im Gegensatz zum Dauerlüften werden beim Stoßlüften Fenster und Türen für kurze Zeit weit geöffnet. Die warme, verbrauchte Luft wird nur einmal komplett ausgetauscht. Einrichtungsgegenstände und Mauerwerk bleiben dabei warm und erwärmen nach dem Fensterschließen rasch wieder die Raumluft.
– Durch regelmäßige Wartung von Klimaanlagen, Fensterrahmen und Türen können ungünstige klimatische Raumverhältnisse (Zugluft) vermieden werden.
– Eine wichtige Maßnahme der Schadstoffreduzierung ist die Einrichtung von **separaten Raucherzimmern** für Beschäftigte und Patienten. Ungewolltes Passivrauchen kann ein bedeutender Streßfaktor sein.

Elektrosmog

Elektrosmog wird durch elektrische Geräte, Stromleitungen und Metallteile verursacht. Die Wirkung von Elektrosmog auf die Gesundheit des Menschen ist umstritten. Möglicherweise beeinflußt er die Proteinsynthese und hat streßähnliche Wirkungen auf das Hormonsystem und auf die Zellmembran. Durch die weitgehende Technisierung und Computerisierung der Patientenversorgung ist der Krankenhausbereich besonders von den potentiellen Gefahren des Elektrosmogs betroffen. Unter Gesichtspunkten der Gesundheitsvorsorge sollten deshalb überflüssige Elektrogeräte und Verkabelungen vermieden werden.

4.3.3 Möglichkeiten der Gesundheitsförderung auf betrieblicher Ebene

4.3.3.1 Arbeitsplatzanalyse

Der erste Schritt, Streß am Arbeitsplatz effizient reduzieren zu können, besteht darin, die **Stressoren** mit Hilfe einer Arbeitsplatzanalyse zu **identifizieren** und entsprechend ihrer Auswirkungen zu klassifizieren; es muß also eine Prioritätenliste erstellt werden. Bei einer Arbeitsplatzanalyse lassen sich beispielsweise in folgenden Bereichen Stressoren ermitteln, die institutionelle Veränderungen nach sich ziehen:
– Dienstzeitregelungen (z.B. Pausenzeiten, Arbeitsbeginn)
– Pflegeorganisation (Arbeitsteilung)
– Zusammenarbeit mit Funktionsdiensten
– Stationsgestaltung (vgl. Kap. 4.3.1)
Die Streßfaktoren, die das Pflegepersonal am stärksten belasten, sollten dann vorrangig vermindert werden.

Merke

Bei Maßnahmen der strukturellen (institutionellen) Streßreduzierung ist allerdings zu beachten, daß **keine Stressorenverschiebung** erfolgt. Bei einer Arbeitsplatzanalyse müssen stets die Gesamtzusammenhänge berücksichtigt werden.

Beispiel

Eine Änderung der Schichtdienstregelung kann die Belastungen in der Pflege vermindern, aber zu Schwierigkeiten und damit zu Streß in anderen Abteilungen des Krankenhauses führen (z.B. bei der Essenszulieferung). Änderungen, die auch andere Abteilungen tangieren, müssen besprochen und abgestimmt werden.

Streßreduzierung darf nicht von einer Überforderung zur Unterforderung führen. Qualitative oder quantitative Unterforderung kann ebenso demotivieren wie Überforderung.
Die Streßreduzierungsmaßnahmen sollten möglichst individuell gestaltet werden. Maßnahmen zur Streßverminderung haben oft

nicht bei allen Betroffenen den gleichen Effekt, denn die Ansprüche der einzelnen Pflegekräfte können sehr unterschiedlich sein.

4.3.3.2 Tätigkeitsspielräume erweitern

Erkenntnisse der arbeitspsychologischen Forschung legen nahe, daß es möglich ist, die Strukturierung und Organisation in der Pflege so zu gestalten, daß sie gleichzeitig einer **Humanisierung der Arbeitswelt** und der **Steigerung der betrieblichen Effizienz** entsprechen (Ulich 1992). Dies läßt sich unter anderm dadurch erreichen, daß den Mitarbeitern mehr Selbstbestimmung in der Arbeit eingeräumt wird. Erweiterte Tätigkeitsspielräume reduzieren die Belastungen am Arbeitsplatz, da sie den ehemals weisungsgebundenen Arbeitnehmer aus seiner passiven Rolle herauslösen und ihm dadurch ermöglichen, berufliche Aufgaben seinen individuellen Möglichkeiten und Bedürfnissen entsprechend zu erfüllen. Das Erweitern der Handlungsmöglichkeiten steigert außerdem die Arbeitszufriedenheit durch mehr Eigenkontrolle und Verantwortung, was sich auch positiv auf die Motivation der Mitarbeiter und damit auf die Pflegequalität auswirkt.

Der Tätigkeitsspielraum läßt sich arbeitspsychologisch differenzieren in Handlungs-, Gestaltungs- und Entscheidungsspielraum (Ulich 1984). Büssing (1990) macht darauf aufmerksam, daß erweiterte Handlungs-, Gestaltungs- und Entscheidungsspielräume überall dort eine große Bedeutung erlangen, „wo die Arbeitsbelastungen und Stressoren von der Sache her nur schwer zu reduzieren sind".

Entscheidungs-, Handlungs- und Gestaltungsspielraum lassen sich folgendermaßen voneinander abgrenzen:

▸ **Entscheidungsspielraum**: Beschlüsse oder Maßnahmen, die von einer Person getroffen werden können, ohne daß ein Weisungsbefugter (Arzt oder Vorgesetzter) befragt werden muß (Entscheidungskompetenz). Voraussetzung dafür ist das notwendige fachliche Wissen (Fachkompetenz).

Nach Auffassung von Büssing (1990) helfen erweiterte Entscheidungsspielräume, „einzelne Tätigkeiten so abzuwandeln, daß sie den individuellen Tätigkeitsvoraussetzungen einer Pflegekraft oder z.B. den materiell-räumlichen Voraussetzungen auf einer Station besser entsprechen".

142

In bezug auf den Patienten bedeutet das Nutzen und Ausfüllen eines Entscheidungsspielraums aber auch **Prioritätenkoordination**. Ein eigener Entscheidungsspielraum ermöglicht der Pflegekraft, selbstverantwortlich Pflegeprobleme zu diagnostizieren, Pflegeziele zu setzen, Pflegemaßnahmen festzulegen und das Pflegeergebnis zu kontrollieren bzw. zu bewerten. Hilfestellungen für Entscheidungen bieten Pflegemodelle, Pflegediagnosen, die eigene Aus- und Weiterbildung, persönliche Erfahrung und wissenschaftlich gesicherte Erkenntnisse im Hinblick auf pflegetherapeutische Maßnahmen. Letzteres bedeutet, daß Pflegende ständig gefordert sind, ihr Wissen zu aktualisieren. Dies ist eine wichtige Bedingung, Entscheidungen treffen zu können.

▶ **Handlungsspielraum:** Möglichkeit für differenziertes (unterschiedliches, an die jeweiligen Umstände angepaßtes) aufgabenbezogenes Handeln.

Streßreduktion ist nach Büssing (1990) zu erreichen, wenn es der Handlungsspielraum ermöglicht, „die Reihenfolge von Tätigkeiten, die nicht von der Sache her zwingend ist, in Abhängigkeit von der körperlichen Leistungsfähigkeit während eines Arbeitsvollzugs selbst bestimmen zu können. Das kann sowohl auf schwere Arbeiten, z.B. auf das Heben von Geräten oder Hilfsmitteln, als auch für kommunikative Tätigkeiten, z.B. Spiele oder sonstige kommunikative Beschäftigung mit Patienten zutreffen".

In der Pflege erfolgen Handlungen z.B. verrichtungs- und/oder personenbezogen. Bisher ist der pflegerische Handlungsspielraum oft noch stark beschränkt, da die Pflegetätigkeiten auf Krankheitssymptome oder einzelne Tätigkeiten bezogen und an ärztliche Weisungen gebunden sind. Ein Erweitern der Handlungsspielräume hat zum Ziel, durch kompetentes, selbständiges Handeln der Pflegekräfte Einschränkungen des Patienten zu verringern und Wohlbefinden zu fördern. Die Pflegekraft kann selbst bestimmen, nach welcher spezifischen Methode und/oder mit Hilfe welcher Techniken das Gesundheits- bzw. Pflegeproblem am besten zu bewältigen ist. Hierbei geht sie z.B. nach den Schritten des Pflegeprozesses vor.

▶ **Gestaltungsspielraum:** Freiheit, einzelne Vorgehensweisen innerhalb einer vorgegebenen Aufgabe selbständig zu gestalten.

Viele Pflegetechniken bieten einen Gestaltungsspielraum. So kann z.B. ein Blasenkatheter mit einer sterilen Pinzette oder mit sterilen Handschuhen gelegt werden. Anhand dieses Beispiels wird deutlich, daß die Standardisierung der Pflege auch eine Einschränkung des Gestaltungsspielraumes bedeuten kann. Es stellt sich die Frage, ob das Vorgehen beim Legen eines Blasenkatheters in allen Details festgeschrieben wird oder ob es ausreicht, Grundregeln aufzustellen, die immer eingehalten werden müssen, z.B. das Einführen des Blasenkatheters unter sterilen Bedingungen.

Kompetenzen bilden die **Voraussetzung,** das Tätigkeitsfeld mit Hilfe des Entscheidungs-, Handlungs- und Gestaltungsspielraums wesentlich beeinflussen zu können. Damit Pflegekräfte selbstregulierend und in einem klar umgrenzten Feld eigenverantwortlich handeln können, benötigen sie objektiv festgeschriebene eigene Handlungs-, Gestaltungs- und Entscheidungsspielräume. Zu bedenken ist aber, daß erweiterte Handlungsspielräume durch die Anwendung neuer Methoden das Handlungsergebnis (die Pflegequalität) verändern können. Im Interesse der Pflegequalität sollte deshalb die Erweiterung der Handlungsspielräume vorher auf bestimmte Kriterien hin überprüft werden, z.B.:

- Paßt sie in das real existente (politisch und gesellschaftlich gewünschte) Gesundheitssystem?
- Wie ist die Verträglichkeit mit den Strukturen der Organisation?
- Lassen sich Vorhersagen über die Wirkung machen?
- Lassen sich die Vorhersagen auch erfüllen?
- Entsprechen die Betreuungsschwerpunkte den praktischen Anforderungen der Situation?
- Reicht die Anzahl und die Qualifikation der Mitarbeiter?
- Sind die Mitarbeiter für die neue Methode aufgeschlossen?
- Wie ist die Kooperationsbereitschaft anderer Berufsgruppen?
- Wie sind die zeitlichen und räumlichen Handlungsmöglichkeiten?

Diese Fragen sollten geklärt sein, bevor die Handlungsspielräume erweitert werden, da sonst die Gefahr besteht, daß sich die Streßbelastungen eher vergrößern als verringern.

In der Streßforschung konnte bewiesen werden, daß eigene **Kontrollmöglichkeiten am Arbeitsplatz** für die Streßverminderung eine Schlüsselfunktion einnehmen (Büssing 1990). Büssing stellte in Untersuchungen (parallel zu schwedischen und amerikanischen Studien) fest, daß es für den Streßabbau am Arbeitsplatz relativ belanglos ist, ob die eigentlichen Belastungen (hohe Arbeitsintensität) reduziert oder ob die Kontroll- und Entscheidungsspielräume ausgedehnt werden und dadurch der individuelle Umgang mit Belastungen vereinfacht wird.

Als günstigste Arbeitsbedingungen gelten **abwechslungs- und anforderungsreiche Tätigkeiten** mit hohem eigenen Entscheidungs- und Kontrollspielraum bei mittlerer Arbeitsintensität (Karasek 1979 u. 1981).

Werden von seiten der Institution Entscheidungs-, Gestaltungs- und Handlungsspielräume für Pflegekräfte erhöht, ist zugleich daran zu denken, die Qualifikation der Pflegekräfte daran anzupassen.

Beispiel

Wird Pflegekräften ein erhöhter Entscheidungsspielraum in bezug auf die inhaltliche und zeitliche Gestaltung bei der Anwendung der Basalen Stimulation® eingeräumt, so werden für einen Teil der Mitarbeiter Fortbildungsveranstaltungen zum Thema Basale Stimulation® erforderlich.

Die Qualifizierung für die erweiterten Arbeitsmöglichkeiten soll die Pflegekräfte stützen, Methoden fachgerecht anzuwenden, umzusetzen und verantworten zu können.

Nach derzeit gültigem Recht sind dem Entscheidungs-, Handlungs- und Gestaltungsspielraum für Pflegepersonen enge Grenzen gesetzt, denn rein rechtlich gesehen obliegt ihnen im Krankenhaus keine Entscheidungskompetenz. Zudem ist hier – im Gegensatz zur Hauskrankenpflege oder in Pflegeheimen – stets ein Arzt zugegen, der auf den Bereich der Pflege Einfluß nimmt.

Merke

Die Pflegenden können aber dennoch bei entsprechendem Einsatz zu einer Verbesserung ihrer beruflichen Selbständigkeit beitragen. Der momentane Rechtszustand der Pflege ist keine statische und endgültige Bedingung, sondern ist – wie das Recht im allgemeinen – dem gesellschaftlichen Wandel unterworfen. Die Pflegenden sollten deshalb durch organisiertes Engagement dafür eintreten, daß dem Pflegeberuf in Zukunft auch rechtlich ein eigener Entscheidungsspielraum mit festgeschriebenem Tätigkeitsprofil eingeräumt wird.

4.3.3.3 Personalgerechte Arbeitszeiten

Der Wochenend-, Feiertags-, Schicht- und Nachtdienst hat negative Auswirkungen auf die Gesundheit der Pflegepersonen (vgl. Kap. 2.3.3). Um diese möglichst gering zu halten, sollten beispielsweise folgende **Forderungen** bei der **Dienstplangestaltung** bzw. Dienstplanung berücksichtigt werden:

– länger zusammenhängende Freizeit, um Erholung und besseres Planen der Freizeit zu ermöglichen
– längerfristige Dienstplanung
– Dienstzeiten, die eine ausreichende Erholungsphase ermöglichen (kein Frühdienst nach dem Spätdienst)
– Flexibilisierung der Arbeitszeiten, z.B. mehr Halbtags- und Teilzeitarbeit, Einführung von Kernarbeitszeiten

Personalgerechte Arbeitszeitgestaltung kann einen wesentlichen Beitrag dazu leisten, die Attraktivität der Pflegeberufe zu erhöhen. Insbesondere für weibliche Pflegekräfte mit Familie spielt die Arbeitszeit eine wichtige Rolle bei der Überlegung, sich für den Verbleib im Beruf zu entscheiden oder die Rückkehr in die Berufstätigkeit zu planen.

Die unattraktiven Dienstzeiten trugen u.a. dazu bei, daß seit 1988/89 eine hohe Personalfluktuation einsetzte und die Nachfrage nach Ausbildungsplätzen in der Pflege drastisch zurückging. Die tarifliche Verkürzung der Wochenarbeitszeit auf 39 bzw. 38,5 Stunden regte zur Neugestaltung der Arbeitszeit an.

Kernarbeitszeiten im Krankenhaus

Flexible Arbeitszeitmodelle können wesentlich zur Lösung des Problems „unattraktive Dienstzeiten" beitragen. In Modellversuchen hat sich ein Regeldienst zwischen 8 Uhr und 17 Uhr als ideal erwiesen (Dahlem/Lorenz 1993). Diese Regeldienstzeit wird auch als **Kern-, Haupt- oder Normalarbeitszeit** bezeichnet.

Während dieser Zeit ist die Station personell wesentlich stärker besetzt. Durch Veränderungen der Arbeitsabläufe (etwa von der Funktionspflege zu nicht-arbeitsteiliger Pflege) und durch die zeitliche Verlagerung von Arbeiten (z.B. vom Nacht- und Frühdienst) wird der Hauptteil der Pflege zu einer Tageszeit erledigt, die dem normalen Lebensrhythmus von Patienten und Pflegepersonal entgegen kommt. Früh- und Spätdienst leisten im Gegensatz zur Regeldienstzeit nur noch wenige Pflegekräfte.

Arbeitszeiten auf einer chirurgischen Allgemeinstation mit 28 Betten, 13 Planstellen:

Frühdienst
1 Pflegekraft
Arbeitszeit: 6 Uhr bis 14 Uhr
Aufgaben: Übernahme von der Nachtwache
              Administration
              Überwachung (Klingel)

Normaldienst (Kernarbeitszeit)
5 Pflegekräfte, evtl. zusätzlich Pflegeschüler
Arbeitszeit: 8 Uhr bis 16 Uhr
Aufgaben: Patientenversorgung

Spätdienst
2 Pflegekräfte
Arbeitszeit: 15 Uhr bis 21 Uhr
Aufgaben: Grundversorgung der Patienten
              Übergabe an die Nachtwache

Kernarbeitszeiten ermöglichen in Grenzen einen individuell gestaltbaren Arbeitsbeginn oder ein flexibleres Dienstende. Bisherige Erfahrungen zeigen, daß damit das Angebot an Teilzeitarbeit mit unterschiedlichen Wochenarbeitszeiten erweitert werden kann. Die Zahl der Wochenarbeitsstunden ist frei wählbar. Aber auch der Beginn und das Ende der Arbeitszeiten sind auf die Bedürfnisse der Pflegekraft und auf die Erfordernisse der Station abzustimmen. Erfahrungsgemäß läßt sich Teilzeitarbeit, entsprechend den individuellen Möglichkeiten im Tages-, Wochen- oder Monatsrhythmus, flexibel gestalten. Auffallend ist auch, daß Teilzeit- und Regelzeitarbeitende wesentlich geringere Ausfallzeiten durch Krankheit aufweisen.

Merke

Das Reduzieren von Schichtarbeit wirkt sich vorteilhaft auf die Gesundheit aus.

Insgesamt gesehen arbeitet der größte Teil der Pflegepersonen bei **Kernarbeitszeiten** zu einer Tageszeit, die auch für Patienten angenehmer ist, weil sie ihrem **normalen Lebensrhythmus entspricht.** Die bisherige Arbeitsaufteilung muß den neuen Arbeitszeiten jedoch angepaßt werden, z.B. braucht das reguläre Waschen von Patienten nicht während der Nacht oder in den frühen Morgenstunden zu erfolgen, sie können durchschlafen. Dafür lassen sich gewisse Tätigkeiten, z.B. das Stellen von oralen Medikamenten, in den Nachtdienst verlagern. In Modellversuchen (Dahlem/Lorenz 1993) wurde festgestellt, daß es während der verstärkten Personalpräsenz in der Regeldienstzeit auf Station weniger hektisch zugeht.

Das Einführen von Kernarbeitszeiten setzt nachhaltige Veränderungen in den hausinternen Kooperationsstrukturen voraus. Besonders die Arbeitsabläufe und die Pflegeorganisationsform sind davon betroffen:

– Die pflegerische Versorgung der Patienten ist von der Funktionspflege in eine **nicht-arbeitsteilige Form** von Pflege (Gruppen-, Bereichspflege oder primary nursing) zu überführen, wodurch zusammenhängende Arbeitsabläufe in überschaubaren Einheiten möglich werden.

– Für eine adäquate Information und Organisation ist ein transparentes und leicht anwendbares **Pflegedokumentationssystem** notwendig.

– Um Handlungsunterbrechungen in der pflegerischen Patientenversorgung zu vermeiden, bedarf es verschiedener **Servicedienste** (für Patiententransporte, Botendienste). Stationssekretärinnen sollen die Pflegekräfte von administrativen Arbeiten entlasten.

Betriebs- und berufspolitisch birgt das Einführen von Kernarbeitszeiten häufig ein enormes **Konfliktpotential** innerhalb der eigenen

Berufsgruppe und in der Zusammenarbeit mit anderen Diensten (Ärzte, Funktionsstellen). In Modellversuchen (Dahlem/Lorenz 1993) wurde die Erfahrung gemacht, daß ein Teil der Pflegekräfte beharrlich am herkömmlichen Dreischichtsystem festhält. Erst nach dem Erproben auf einer Modellstation, auf der das Pflegepersonal nicht mehr auf die Vorteile des Regeldienstes verzichten möchte, wird die anfängliche ablehnende Haltung auch auf anderen Stationen aufgegeben.

Beim Umstellen auf Kernarbeitszeiten ist zu bedenken, daß den Mitarbeitern im Früh-, Spät- und Nachtdienst nicht zuviel Routinearbeit zugewiesen wird, damit ausreichend Zeit für Patientenrufe, Neuzugänge und Notfälle bleibt.

Wichtig ist die Kooperationsbereitschaft der Ärzte, weil sie sich beispielsweise an **feste Visitenzeiten** halten müssen. Nach dem Ende der Regeldienstzeit dürfen sie nur dringend notwendige Anordnungen treffen, die das vorhandene Pflegepersonal auch bewältigen kann.

Das erfolgreiche Einrichten der Kernarbeitszeit hängt auch davon ab, daß die Arbeitszeiten in anderen Bereichen, etwa im OP, in der Anästhesie, Zentralsterilisation, Endoskopie, Küche sowie im Reinigungsdienst auf die Regelarbeitszeit des Pflegedienstes abgestimmt werden.

Trotz der erforderlichen Vorbereitungen und strukturellen Anpassungen sind vor allem **positive Effekte der Kernarbeitszeit** im stationären Pflegedienst zu verzeichnen:

▶ **bessere Arbeitsbedingungen**
  – entzerrte Arbeitsspitzen
  – weniger Rivalitäten zwischen den einzelnen Schichten
  – geringere Arbeitsbelastungen

▶ **mehr Autonomie für Pflegekräfte**
  – Veränderung der innerbetrieblichen Kooperationsstrukturen, besonders zwischen Pflegekräften und Ärzten
  – bessere Abstimmung der Arbeitsabläufe
  – stärkere Position in der Krankenhaushierarchie

▶ **höhere Berufszufriedenheit**
  – steigende Arbeitsmotivation
  – rückläufiger Krankenstand
  – stagnierende Fluktuations- bzw. Berufswechselraten
  – gestärkte Berufsidentität

▶ **größere Frauen- und Familienfreundlichkeit**
  – bessere Koordination von Beruf und Familie
  – freiere Gestaltung der Arbeitszeit
  – weniger ungünstige Dienstschichten
  – durch geregelte 5-Tage-Woche 2 arbeitsfreie Wochenenden
    pro Monat
  – Rückgang von Mehrarbeit (Überstunden)
▶ **höhere Pflegequalität**
  – Anpassung der Pflege an den normalen Tagesablauf bzw.
    Lebensrhythmus von Patienten (kein frühes Wecken,
    Waschen, Betten)
  – Umstellung auf patientenorientierte Pflege (Gruppen-, und
    Bereichspflege, primary nursing)
  – intensivere Patientenbetreuung, es steht mehr Personal und
    dadurch mehr Zeit für den einzelnen Patienten zur Verfügung
▶ **höhere Qualität der Ausbildung von Schülern**
  – Schüler können vorwiegend im Regeldienst arbeiten und
    lernen; durch die schwerpunktmäßige Verlagerung der Pa-
    tientenpflege in die Kernarbeitszeit lernen Schüler die Pflege
    in zusammenhängenden Arbeitsabläufen; die Anleitung
    durch examiniertes Pflegepersonal ist wegen der stärkeren
    Personalbesetzung besser gewährleistet

4.3.3.4 Physische Belastungen reduzieren

Gesundheitsförderung am Arbeitsplatz bedeutet auch, die physische Belastung des Pflegepersonals zu reduzieren. Häufig kann
dies durch technische und bauliche Veränderungen erreicht
werden. Ausgangspunkt muß auch hier wieder eine Arbeitsplatzanalyse sein, um die einzelnen Faktoren, die eine Belastung hervorrufen, festzustellen.
Im folgenden werden beispielhaft einige Bereiche genannt, die
beim Reduzieren von physischer Belastung ebenfalls zu berücksichtigen sind:
▶ **Räumlichkeiten:** übersichtliche, angemessen große
  Patientenzimmer, überschaubare Pflegeeinheiten mit kurzen
  Wegen und sinnvoller, zweckmäßiger Einrichtung und Lagerung
  der Gebrauchsgegenstände; Unebenheiten sind zu beseitigen,
  um Betten- oder Rollstuhltransporte bei Aufzügen ungehindert
  zu gewährleisten

▶ **Geräte:** Geräte und Pflegehilfsmittel müssen vor dem Kauf auf Funktionalität und Anwenderfreundlichkeit überprüft werden (z.B. Patientlifter, elektrisch oder hydraulisch verstellbare Betten), **Gerätewartung:** Funktionalität der Betten, Rollstühle und sonstiger Geräte überprüfen und bei Defekten unverzüglich reparieren (lassen)

▶ **Dienstkleidung:** gut sitzend, hautfreundlich, soll Bewegungsfreiheit ermöglichen

4.3.3.5 Ressourcenfördernde Pflegemethoden: Kinästhetik

Physische Belastungen im Pflegealltag lassen sich auch mit Hilfe neuer Pflegemethoden reduzieren. In diesem Zusammenhang kommt der Kinästhetik eine entscheidende Bedeutung zu. Kinästhetik ist die **Lehre von der Bewegungswahrnehmung.** Frank Hatch (Moderner Tanz, Verhaltenskybernetik) und Lenny Maietta (Humanistische Psychologie) haben sich mit Bewegungen und deren Wahrnehmung auseinandergesetzt. Daraus entwickelten sie ein Konzept, das g1eichermaßen für den Patienten und für die Pflegekraft **Gesundheitsvorsorge** beinhaltet. In Kursen wird Pflegekräften vermittelt, wie sie ihre eigenen Körperbewegungen und ihren Körper zur gezielten Führung von Bewegungsabläufen des Patienten sowie zur Organisation des Körpers des Patienten nutzen können. Die Ressourcen des Patienten werden gezielt eingesetzt.

Das Konzept verfolgt die **Ziele:**

– **die Wahrnehmung des eigenen Körpers** (der Pflegekraft) sowie die eigene Beweglichkeit zu fördern,

– die **Bewegungsmöglichkeit** des Patienten zu **analysieren** und zu beschreiben,

– den bewegungsbeeinträchtigten Patienten zu unterstützen und seine **Bewegungsfähigkeit zu erweitern** (Hilfe zur Selbsthilfe),

– dem Patienten Bewegungsmöglichkeiten zu vermitteln und bestehende Beeinträchtigungen durch **Schmerzen, Schwäche oder Muskelverspannungen zu mindern,**

– Möglichkeiten zur **Interaktion** auch mit bewußtseinsgestörten Menschen zu entwickeln,

– **Rückenschonung** und Erleichterung für die Pflegekraft im Umgang mit dem Patienten; statt Heben und Tragen den Körper des Kranken so organisieren, daß sein Gewicht von den Knochen getragen wird.

Die Kinästhetik arbeitet mit **sechs Konzepten:**

1. Interaktion

Jede Pflegeverrichtung stellt eine Interaktion zwischen dem Kranken und der Pflegekraft dar. Durch die Sinne (Sehen, Hören, Riechen, Schmecken, Tasten und kinästhetischer Sinn) erhält der Mensch Informationen und reagiert darauf. Bewegungen benötigen **Zeit** (Geschwindigkeit, Dauer, Folge). Sie geschehen im **Raum** (Ort, Richtung, Entfernung) und erfordern **Kraftaufwand** (Qualität, Quantität, Richtung, Kontakt). Die drei Elemente Zeit, Raum und Anstrengung stehen in engem Zusammenhang miteinander und beeinflussen sich gegenseitig. Durch Berührungen mit den Händen können Informationen über Bewegungen leicht und eindeutig vermittelt werden. Sie geschehen gleichzeitig und gemeinsam (wie beim Paartanz) und werden auch von bewußtseinsgestörten Patienten (z.B. nach Schädel-Hirn-Trauma, Apoplexie, Demenz) „verstanden"; verbale Anweisungen über Art und Richtung einer Bewegung können dagegen nur von bewußtseinsklaren Patienten verstanden und umgesetzt werden.

2. Funktionale Anatomie

In der Kinästhetik wird der Körper nach funktionellen Gesichtspunkten in **Massen** und **Zwischenräume** eingeteilt. Die Funktion des Bewegungsapparats spielt eine große Rolle, nicht die feingeweblichen Strukturen. Die Knochen sind fest, behalten ihre Form, tragen das Gewicht des Körpers und geben es an die Unterstützungsfläche (z.B. Bett) weiter. Die Muskel sind weich, verändern sich und ermöglichen Bewegungen. Kopf, Brustkorb, Becken, Arme und Beine werden als Massen bezeichnet. Sie sind stabil und verändern ihre Form bei der Bewegung nicht. Hals, Taille, Hüft- und Schultergelenke sind instabil, da dort Bewegung möglich wird. Die Zwischenräume verbinden die Massen miteinander, lassen Veränderungen der Beziehungen der Massen untereinander zu. Das Wissen darüber ermöglicht der Pflegekraft, das **Gewicht** des Kranken zu **führen,** statt es zu tragen. Berührt man die Zwischenräume, werden die Bewegungen blockiert.

Schwerkranke sind oft in ihrer Orientierung gestört. Kinästhetik

kann durch gezielte Berührungen die **Orientierungsfähigkeit** verbessern. Bei der Orientierung am Körper nehmen wir den höch-
sten und tiefsten Punkt, unsere Körpermitte sowie die Vorder-
und Rückseite wahr. Vorder- und Rückseite haben unterschiedliche Funktionen. Die Vorderseite ist weicher, sensibler und paßt
sich der Umgebung leichter an. Die Rückseite ist fester, stabilisiert
die eingenommene Position und leitet das Gewicht weiter.

Beispiel: Kinder und alte Menschen steigen oft mit der „Vorderseite" zuerst ins Bett, da diese Bewegung leichter ist.

3. Menschliche Bewegung

In der Kinästhetik unterscheidet man **parallele und spiralige
Bewegungen.** Im Körper finden sich Ebenen, die nur auf einer
Achse beweglich sind und entsprechend nur eine zweidimensio-
nale oder parallele Bewegung zulassen (Strecken und Beugen).
Daneben gibt es auch Ebenen, die eine dreidimensionale oder spi-
ralige Bewegung ermöglichen (Strecken oder Beugen und
Drehen). Diese benötigen **weniger Kraftaufwand,** da sie das
Gewicht der Massen im Körper leichter organisieren und der
Mensch sich dadurch leichter bewegen läßt.

4. Menschliche Funktionen

Nutzt man zwei- und dreidimensionale Bewegungen, ergeben sich
komplexe Bewegungsabläufe. Dabei überträgt sich die Bewegung
einer Masse spiralig auf die nachfolgende. Diese Bewegungen
bringen den Menschen jeweils in eine andere Position. Im Laufe
der Bewegungsentwicklung lernt ein Kind sich gegen die Schwer-
kraft im Raum durch sog. **Grundpositionen** zu bewegen:
– Rückenlage
– Bauchlage mit Ellenbogenstütz (Knieposition)
– Schneidersitz
– Vierfüßlerstand (Krabbelposition)
– Einbein-Kniestand
– Einbeinstand (Gehposition)
– Zweibeinstand
Durch Beugen oder Strecken und gleichzeitigem Drehen kommt

man von einer Position zur anderen. Je höher der Mensch im Raum kommt, desto tiefer geht das Gewicht in seinem Körper zur Unterstützungsfläche und desto kleiner wird diese Fläche (Rückenlage: das Gewicht läuft über alle Massen zur Matratze; Stehen: das Gewicht wird nur über die Füße zum Boden abgegeben).

Es gibt Grundpositionen, die sich mehr für Bewegungen am Ort (Rückenlage, Sitzen) eignen, und solche für Fortbewegung (z.B. Vierfüßlerstand, Bauchlage). Bei der Mobilisation eines Menschen können diese Kenntnisse vielfach umgesetzt werden.

5. Anstrengung als Kommunikationsmittel

In der Kinästhetik unterscheidet man die Anstrengungsarten Zug und Druck. Beim Druck läuft das Gewicht der Beteiligten auf den Kontaktpunkt zu. Druck ausüben kann man besonders gut mit den Massen Brustkorb und Becken, da sie über eine große Oberfläche verfügen. Der Patient nimmt Druck eindeutig wahr, da er Stabilität signalisiert.

Beim Zug läuft das Gewicht vom Kontaktpunkt weg. Wenn man Patienten bewegt, kann man Zug und Druck gezielt einsetzen und erzeugt dadurch einen Impuls zur Bewegung.

Zug und Druck bestehen auch im menschlichen Körper: Der Kopf drückt auf die Wirbelsäule, die Arme erzeugen Zug am Brustbein.

6. Gestaltung der Umgebung

Die Umgebung hat Auswirkungen auf die Bewegungsfähigkeit des Patienten und die dazu benötigte Anstrengung sowohl für den Patienten selbst als auch für die unterstützende Pflegekraft. Versucht der Mensch, sich der Umgebung anzupassen, ist es meist mit großen Anstrengungen verbunden und oft unwirksam. Wird jedoch die Umgebung den Möglichkeiten des Patienten angepaßt, ist er besser in der Lage, selbständig verschiedene Pflegeverrichtungen auszuführen. Seine Aktivitäten und seine Lernfähigkeit werden dadurch gesteigert.

Beispiel

Werden die Zwischenräume abgepolstert, so sind sie blockiert und der Kranke kann seine Lage kaum verändern. Werden die Massen unterstützt oder wird der Patient auf eine festere Matratze gelagert, so fördert dies seine Beweglichkeit.

Merke

Merksätze in der Kinästhetik:
– Die Massen fassen, mit den Zwischenräumen spielen!
– Bewege den Patienten, wie er sich selbst bewegen würde!
– Benutze die Muskeln nicht zum Halten, sondern zum Bewegen!
– Blockiere nicht die Knie und Füße der Patienten!
– Versuche nicht, eine schlecht organisierte Umgebung durch hohen Kraftaufwand auszugleichen!
– Hebe kein Gewicht, solange es eine stabile Unterstützungs-fläche gibt, die es tragen kann!

Anwendung in der Pflege

Die Kinästhetik steht in vielen Punkten im **Widerspruch** zu her-kömmlichen **Hebe- und Tragetechniken.** Alle „Hauruck-Methoden" sind zu meiden. **Bewegungen** nach kinästhetischen Prinzipien sind **harmonisch und fließend,** für den Patienten sanft und schonend und beziehen seine Fähigkeiten (Ressourcen) mit ein. Die Kinästhetik geht von den verbliebenen Bewegungsfähig-keiten aus und erweitert diese durch geschickte „Organisation des kranken Körpers" und durch fördernde Gestaltung der Umgebung.
Das Modell „Kinästhetik in der Pflege" versucht Pflegenden eine **Handlungsorientierung** für die sehr vielfältigen Alltagssituationen mit Patienten zu geben. Aufgrund der hohen **Komplexität** des Themas wäre es falsch, Pflegenden zu versprechen, dieses sehr schnell zu beherrschen.
Vielmehr muß man immer wieder üben, ausprobieren und viele unterschiedliche Erfahrungen machen, bevor es zu mehr Hand-lungssicherheit führt. Integriert in den pflegerischen Alltag, berei-chert die Methode sehr: Einerseits hebt man weniger Gewicht,

andererseits gestalten sich auch die Beziehung zwischen Patient und Pflegendem behutsam und gleichberechtigt. Insofern ist der Aufwand, Pflegende in Kinästhetik zu schulen, gerechtfertigt. Viel zu lange wurde Auszubildenden lediglich gesagt, daß sie mit den Patienten behutsam und „gut" umgehen sollen. Die Kinästhetik füllt diese leeren Worthülsen jetzt mit konkreten Inhalten. In diesem Zusammenhang ist zu begrüßen, daß auch Krankenpflegeschulen zunehmend ihren Auszubildenden die Prinzipien der Kinästhetik vermitteln.

Auswirkungen der Methode auf Patienten und Personal

Die Berufsgenossenschaft für Gesundheitsdienst und Wohlfahrtspflege hat die Kinästhetik inzwischen als **rückenschonende Arbeitsweise** anerkannt.

Reduziert man aber die Kinästhetik nicht nur auf neue Hebetechniken, dann stellt sie auch eine große Bereicherung für die Beziehung von Pflegenden zu Patienten dar. So wird der Patient angehalten, seine eigenen Ressourcen besser zu nutzen, Gewohnheiten einzubringen und verantwortlicher mit sich umzugehen. Die Pflegenden **begleiten** dabei oft nur und sind eher zurückhaltend tätig.

Merke

Die Anwendung kinästhetischer Prinzipien vermindert die Wirbelsäulenbelastungen bei Pflegenden und läßt reichhaltigere Interaktionen zu. Patienten entwickeln größere Eigenständigkeit, es ergeben sich mehr Lösungsmöglichkeiten von Problemen im Pflegealltag mit einem tieferen Verständnis von Interaktion und der Fähigkeit, diese zu analysieren.
Die Patienten werden zufriedener und die Erfolgserlebnisse der Pflegenden nehmen zu.

4.3.3.6 Der Arbeitsplatz am PC

Datensammlung und Dokumentation in der Pflege nehmen zu. Viele Pflegeeinrichtungen sind inzwischen mit Computer-Arbeitsplätzen ausgestattet. Die Arbeit am Computer kann aber auch zu gesundheitlichen Schäden führen.

Als Ursachen für eine Gesundheitsbelastung kommen in Frage:
– Geräte mit hoher Emission an Schadstoffen, Elektrosmog
– Haltungsfehler (z.B. Höhe und Neigung des Bildschirms, Sitzposition)
Neben der Augenermüdung durch langandauernde Naharbeit
zählt das RSI-Syndrom (repetitive strain injury) zu den häufigsten
Beschwerden. Es ist gekennzeichnet durch Schmerzen im Hand-
Arm-Bereich, die durch wiederholte Überanstrengung hervorgerufen werden.
Gesundheitliche Schäden lassen sich durch die Wahl geeigneter,
qualitativ guter Arbeitsmittel (Tastatur, Bildschirm, Software)
vermeiden. Auf folgende Faktoren ist zu achten:
– **schadstoffarme Geräte** mit kleinem elektrostatischem Feld
– **ergonomische Tastatur** (konkave Tastenoberflächen, die seit-
  liche Fingerführung gewährleisten)
– Bildschirmqualität
  Bildschirm mit optischer Vergütung (Schutz vor Reflexen)
  möglichst geringe Oberflächenkrümmung
  die Zeichen des Bildschirms sollen der Schärfe von gedruckten
  Zeichen möglichst nahe kommen; Flimmern ist zu vermeiden
– **benutzerfreundliche Software**
Außerdem spielt die **Gestaltung des Arbeitsplatzes** und der
Arbeitsumgebung eine große Rolle. Hier sind folgende Faktoren
zu beachten:
– **dynamische Sitzhaltung,** die Variationen der Sitzposition
  erlaubt
  Position des Bildschirms muß veränderbar sein
  Stuhl mit verstellbarer Sitzposition (höhenverstellbarer
  Drehstuhl)
  Fußstütze
– Raum: ausreichend belüftet, **seitlicher Tageslichteinfall**
Jeder Mitarbeiter trägt für die Gestaltung des Computer-Arbeits-
platzes auch eine Mitverantwortung. Gesundheitliche Bela-
stungen können beispielsweise auch durch einen Wechsel der
Sehentfernung zwischen nah und fern sowie durch regelmäßige
Dehnungsübungen vermieden werden.

4.3.4 Teamarbeit in der Pflege

Teams sind eine Form der Gruppenarbeit, in der verschiedene Menschen mit unterschiedlichen Aufgaben über eine längere Zeit hinweg in engem Kontakt unter einer gemeinsamen Zielsetzung erfolgreich zusammenarbeiten sollen.

Im Pflegeberuf unterscheidet man therapeutische Teams, in dem verschiedene Berufsgruppen miteinander arbeiten, und Pflegeteams, die sich als Arbeitsgruppen mit ähnlichen Aufgaben verstehen.

Als **Vorteile** von Teamarbeit sind vor allem folgende Aspekte zu nennen:

– durch die Aufgabenteilung kann jeder seiner Qualifikation nach eingesetzt werden („nicht jeder muß alles können")
– Verantwortung kann gemeinsam getragen und Überforderung dadurch vermieden werden
– die Möglichkeit des Austauschs („psychohygienische Funktion")

Teamarbeit birgt allerdings auch Problematiken, z.B. Konflikte innerhalb des Teams. Es ist Wissen notwendig, um Dynamiken innerhalb von Teams zu verstehen und adäquates Verhalten zu lernen.

Um im Team kooperativ arbeiten zu können, müssen persönliche und betriebliche Voraussetzungen vorhanden sein bzw. geschaffen werden.

4.3.4.1 Voraussetzungen für Teamarbeit

Das verbindende Element der Mitmitglieder ist die gemeinsame Aufgabe, z.B. die Genesung des Patienten. Folgende Aspekte sind wichtig, damit die Zusammenarbeit funktionieren kann:

– **Priorität der beruflichen Funktion:** Die Zusammenarbeit bezieht sich nicht unbedingt auf einzelne Personen. Jedes Teammitglied ist grundsätzlich durch ein anderes mit vergleichbarer Befähigung in seiner Berufsgruppe ersetzbar.
– **Tragfähige Gruppendynamik:** Die formelle und informelle Struktur der Gruppe sollte ausgewogen sein, damit ein Höchstmaß an Kooperation gewährleistet ist, aber möglichst wenig Kompetenzstreitigkeiten entstehen.
– **Das Verhältnis von Kontinuität und Wechsel** in der personellen

Zusammensetzung soll sich die Waage halten, damit die Stabilität der Gruppe und die Qualität der Arbeit nicht zu großen Schwankungen unterliegt.

– **Weiterentwicklung**: Die institutionellen Rahmenbedingungen und die gruppendynamischen Prozesse müssen eine persönliche, soziale und fachliche Weiterentwicklung ermöglichen. Ebenso müssen sie Flexibilität und Innovationen erlauben.

– **Kommunikations- und Informationsstrukturen** sollen transparent, ohne hierarchische Barrieren, demokratisch und vor allem aufgabenbezogen angelegt sein.

– **Supervision:** Teamarbeit läßt sich mit Hilfe von interdisziplinärer (berufsgruppenübergreifender) und disziplinärer (berufsgruppeninterner) Supervision (als Hilfe zur Selbsthilfe) leichter einführen.

– **Leitungsstrukturen:** Der Führungsstil des Unternehmens sollte demokratisch und partnerschaftlich sein, und die Dienstränge sollten für alle klar und verbindlich sein.

– **Zuständigkeiten und Entscheidungskompetenzen** sollen für die verschiedenen Berufsgruppen transparent sein (Tätigkeitsprofil).

Individuelle Voraussetzungen für Teamfähigkeit:
– Selbständigkeit
– Kooperationsfähigkeit
– Selbstkritik
– Kritikfähigkeit
– Konfliktfähigkeit

Merke

Teamarbeit bedeutet, daß die Mitarbeiter der verschiedenen Berufsgruppen **gleichberechtigt zusammenarbeiten.** Sämtliche Entscheidungen basieren **nicht** auf der Machtbefugnis eines einzelnen Funktionsträgers, sondern kommen durch Zustimmung, Einwilligung, Kompromiß oder Mehrheitsbeschluß zustande.

In der Praxis erweist sich die demokratische Entscheidung häufig als problembehaftet, da nach geltendem Recht der Arzt alleine über die Kompetenz verfügt, Diagnosen zu stellen und Therapiepläne zu gestalten. Von seiner Kooperationsbereitschaft und seinem Demokratieverständnis hängt die Qualität der Teamarbeit auf der Station entscheidend ab. Teamarbeit birgt demnach auch ein beträchtliches **Konfliktpotential.** Damit Teamarbeit effektiv gestaltet werden kann, ist daher eine entsprechende Befähigung zur Konfliktbewältigung im Teamgespräch erforderlich.

4.3.4.2 Konfliktbewältigung im Teamgespräch

> **Merke**
>
> Konflikte innerhalb und zwischen Berufsgruppen gelten als wesentliche Streßfaktoren im Krankenhausalltag. Methodisch geführte Teamsitzungen bilden eine Plattform, um Konflikte wirkungsvoll auszuräumen und künftigen unkonstruktiven Auseinandersetzungen vorzubeugen.

Generell sind bei **Teamsitzungen** folgende **Prinzipien zu beachten:**
– Probleme nicht zerreden
– Positionen nicht hartnäckig verteidigen
– keine Schuld zuweisen
– keine gegenseitigen Anklagen

Grundsätze einer teamorientierten Gesprächsführung

▶ **Anerkennen der Person**
Beziehungen zu anderen Menschen werden immer von subjektiven Eindrücken und Gefühlen bestimmt. Im Teamgespräch sollten aber negative Gefühle (z.B. Antipathie, Haß) möglichst keinen Einfluß auf Entscheidungen ausüben. Dabei ist es oft hilfreich, bestehende Vorurteile gegenüber anderen Personen noch einmal zu überdenken und im Hinblick auf ihre momentane Relevanz zu hinterfragen.
Bestehende Konflikte führen außerdem zu einer verzerrten Wahrnehmung, so daß Mitarbeitern in einer angespannten Situation oft fälschlicherweise Berechnung oder eine böse Absicht unterstellt wird.
Daher sollten die Teammitglieder sich vor unüberlegten Urteilen und Bewertungen hüten.

▶ **Offenheit und Ehrlichkeit**
Sie bilden die wichtigsten Voraussetzungen für Vertrauens-
bildung.

▶ **Gesprächsplanung**
Um die zeitliche Planung zu erleichtern und die Themen für
alle Teilnehmer transparent zu machen, wird eine Tagesord-
nung aufgestellt, in die sämtliche Gesprächsanliegen aufgenommen werden. Alle Gesprächsteilnehmer werden aufgefor-
dert, vorhandene Probleme oder Konflikte zu notieren und
ihre Notizen in die Gesprächsrunde mitzubringen bzw. diese
vorab der Gesprächsleitung zuzuleiten.

▶ **Niederschrift des Gesprächs**
Die Gesprächsergebnisse sind in einem Protokoll nieder-
zuschreiben, das als Erinnerungsstütze dient. So können die
getroffenen Vereinbarungen zu einem späteren Zeitpunkt
rekapituliert werden, wodurch Mißverständnisse vermieden
werden.
Zu Beginn eines Teamgesprächs ist zu klären, wer das Protokoll führt und wie ausführlich es verfaßt werden soll. Inhaltliche Mindestanforderungen eines Protokolls sind Datum, Teilnehmer, Themen und Vereinbarungen.

▶ **Gesprächsleitung**
Eine Person, die die Gesprächsleitung übernimmt, ist die Vor-
aussetzung, daß Gespräche koordiniert und ergebnisorientiert
verlaufen. Ein Mitarbeiter übernimmt die Gesprächsleitung
entweder aufgrund seiner Stellung, durch Wahl oder nach
einem Rotationsprinzip. Die Aufgaben der Gesprächsleitung
sind:
– Eröffnen des Teamgesprächs
– Bekanntgeben der Besprechungsthemen
– Steuern der Abfolge der Redebeiträge
– Koordination der Vorschläge/Anträge und Abstimmungen
– Einhaltung der Grundsätze teamorientierter Gespräche

Merke

Die Gesprächsleitung darf ihre Position keinesfalls zur Durchsetzung eigener Ziele mißbrauchen.

Ablauf von Teamgesprächen

Kooperativ und strukturiert geführte (Konflikt-)Gespräche gewährleisten Transparenz und Klarheit bezüglich der angesprochenen Inhalte, Meinungen und Abstimmungen und sind deshalb für die Teilnehmer ergebnisreicher als unstrukturierte Besprechungen. Effektiv strukturierte Teamgespräche gliedern sich in vier Phasen. In jeder Phase sind unterschiedliche Aufgaben zu bewältigen und verschiedene Strategien der Gesprächsführung zu berücksichtigen.

1. Eröffnungsphase

In der Vorrede soll die Gesprächsleitung die Anwesenden sensibilisieren, ohne die eigentliche Problematik bereits direkt anzusprechen. Dieser Einstieg soll dazu beitragen, eine **Vertrauensbasis** zu bilden und Mißverständnisse zu vermeiden.

Zu Beginn des Gesprächs sollten zunächst positive Aspekte angesprochen werden. Es ist in der Regel kontraproduktiv, eine Person gleich zu Beginn des Gesprächs zu kritisieren, weil dadurch leicht Rückzug, Abwehr oder Aggression provoziert wird. Die Äußerung persönlicher Wertschätzung dagegen führt dazu, daß die entsprechende Person später eher bereit ist, Kritik zu akzeptieren und ihr Verhalten zu korrigieren.

2. Klärungsphase

Zuhören: Mitarbeiter ausreden lassen.

Unverständliche Aussagen können in eigene Worte gefaßt und wiedergegeben werden (z.B. „Habe ich dich richtig verstanden, du glaubst ...“).

Fragen stellen: Behauptungen und Vermutungen sind in den meisten Fällen von (Konflikt-)Gesprächen unangebracht.

Abzuraten ist ebenfalls von Suggestivfragen, da sie eine (negative) Bewertung beinhalten und dem Gegenüber eine gelenkte Antwort aufzwingen. Anstelle von Verständnis wird dadurch eher eine abwehrende Haltung herausgefordert.

Geeignet erscheinen offene Fragen oder sogenannte W-Fragen, die mit „Was“, „Wie“ oder „Wo“ beginnen.

Beispiele: „Was kann ich tun, um künftig derartigen Mißverständnissen zwischen uns beiden vorzubeugen?“ „Wie erklärst du dir dieses Verhalten?“

3. Vereinbarungsphase

Abhängig von der zu lösenden Problematik und den Möglichkeiten der Problembewältigung ist zwischen **Absichtserklärungen**
(Zwischenstufe genauer Vereinbarungen) und **präzisen Verein-**
barungen zu unterscheiden. Für erfolgreiche Problemlösungen
sollte ein **Handlungsplan** aufgestellt werden, in dem die beteiligten Personen, die Aufgabe und der Zeitpunkt der Erledigung
festgelegt werden.

4. Schlußphase

Die Gesprächsleitung faßt das Besprochene gestrafft zusammen.
Danach erhalten die Anwesenden Gelegenheit, sich kurz zum
Gesprächsverlauf und zu den Vereinbarungen zu äußern. Eine
erneute Diskussion sollte dabei nicht aufkommen. Deshalb sind
folgende Regeln zu beachten:
Die Teammitglieder geben nacheinander ihre ganz persönliche
Stellungnahme ab, ohne auf andere Meinungen einzugehen.
Aussagen in persönlichen Stellungnahmen dürfen von anderen
nicht kritisiert werden.

4.3.5 Zirkelarbeit in der Pflege

Zirkelarbeit ist neben Teamarbeit eine Form der **Mitarbeiter-**
partizipation.
Mit Hilfe der Zirkelarbeit sollen keine stations- oder abteilungs-
internen, sondern **abteilungs-** und **berufsgruppenübergreifende**
Probleme gelöst werden. Einzelne Bereiche im Krankenhaus
lassen sich auf diese Weise vernetzen. Die bekannteste Form sind
Qualitätszirkel.
Wichtige **Themen,** die im Rahmen von Zirkelarbeit behandelt
werden, sind beispielsweise die Pflegequalität, die Arbeitsbedingungen, die Arbeitszufriedenheit, soziale Konflikte, Arbeitssicher-
heit, Ausbildungsbelange, Personal- und Organisationsentwicklung.
Bei der Zirkelarbeit wird davon ausgegangen, daß die Partizipation, das aktive Mitgestalten der Arbeitsbereiche dem Bedürfnis
der Mitarbeiter nach Beteiligung und Sinnerfahrung entgegen-
kommt und dadurch zur **Erhöhung der Arbeitszufriedenheit**
beiträgt. Außerdem kann das Wissen über arbeitsbedingte Pro-

bleme sowie die Erfahrung des Personals für die Weiterentwicklung der Organisation Krankenhaus nutzbar gemacht werden.
Als **Vorteile** von Zirkelarbeit sind daher folgende Aspekte zu nennen:
– fördert die Motivation
– trägt zur Arbeitszufriedenheit bei
– wirkt sich dadurch positiv auf Streßbelastung und Gesundheit aus
– führt zu mehr Mitbestimmung
– steigert die Effizienz (eine Forderung im Rahmen der Sparmaßnahmen)
Zirkelarbeit findet meist in **Arbeitsgruppen** mit 6 bis 12 Personen statt. Sie verzichtet weitgehend auf hierarchische Strukturen und sollte nur mit wenigen leitenden Kräften besetzt sein. Die Gruppenmitglieder stellen sich **freiwillig** für die Zirkelarbeit zur Verfügung. Bei der Zusammensetzung der Gruppe sollte die **Fachkompetenz** berücksichtigt werden. So ist – je nach Problemstellung – die Mitarbeit einer Stationsschwester, eines Betriebsratsmitglieds, eines (Personal-)Arztes und eventuell des Verwaltungsleiters sinnvoll und erforderlich. Die unterschiedlichen Sichtweisen und Erfahrungen können die Problemlösung erleichtern.

4.3.5.1 Voraussetzungen der Zirkelarbeit

Effektive Zirkelarbeit setzt bestimmte **Mindestanforderungen** voraus, die bei Gründung des Zirkels durch eine Vereinbarung festzulegen sind (nach Derbhoven 1995):
– Klärung der Rahmenbedingungen (Finanzierung, Anrechnung der Sitzungen als Dienstzeit usw.)
– Abwägung des betriebswirtschaftlichen Nutzens
– Umsetzung der Zirkelergebnisse
– Integration des Zirkels in den organisatorischen Ablauf
– Zustimmung aller Ebenen zu dem Konzept
– Klärung der Vertraulichkeit/Öffentlichkeit
Weiterhin sind erforderlich:
– eine gemeinsame Erfahrungsgrundlage
– Moderation
– regelmäßige Treffen
Partizipative Arbeitsgestaltung läßt sich nur mit dem Einverständnis der Vorgesetzten durchsetzen. Traditionell sind die

meisten Krankenhäuser in ihrer Leitungsstruktur hierarchisch gegliedert, funktional und arbeitsteilig organisiert. Aufgrund ihrer **heterogenen Zusammensetzung** stellt die Zirkelarbeit diese gewachsenen Strukturen in Frage, da ehemals „untergeordnete" Pflegekräfte zu gleichberechtigten Mitarbeitern avancieren. Darin liegt sowohl eine **Chance** als auch **gleichzeitig** eine **Problematik:**

Leitende Pflegekräfte, Ärzte und Verwaltungsleiter müssen oft erst lernen, ihre hierarchische Position, die häufig mit Distanz und Autorität verbunden ist, zugunsten einer partnerschaftlichen Aufgabenteilung aufzugeben. Pflegekräfte müssen ihre Schwellenängste Vorgesetzten gegenüber abbauen. Beide Seiten müssen lernen, unvoreingenommen, respektvoll und teamorientiert miteinander umzugehen.

Besonders in der Anfangsphase kann eine neutrale Person, ein sogenannter Projektmanager, die Gruppenmitglieder in diesem Lernprozeß unterstützen und den Weg für Teamarbeit ebnen helfen. Die Unterstützung durch einen **Projektmanager** ist besonders dann von Bedeutung, wenn die Arbeitsgruppe Themen (z.B. Organisationsmängel) aufarbeitet, die von einzelnen Personen als Kritik an ihrer Arbeitsweise aufgefaßt werden können.

Beispiel

Mitarbeiter tragen an die Pflegedienstleitung die Forderung heran, berufsfremde Tätigkeiten (etwa Putz- und Botendienste) aus dem Aufgabenfeld des Pflegepersonals herauszunehmen. Diese Tätigkeiten reduzierten die Zeit für die eigentliche Pflege von Patienten und stellten außerdem eine berufliche Unterforderung dar, die demotivierend wirke.

Hier besteht die Möglichkeit, daß die vorgebrachte Kritik von der Pflegedienstleitung nicht sachlich aufgenommen, sondern als persönlicher Angriff verstanden wird. Die Pflegedienstleitung kann beispielsweise glauben, daß die Mitarbeiter dies als Versäumnis oder Organisationsdefizit einstufen. Die neutrale Position des Projektmanagers (als nicht direkt betroffene Person) erleichtert es, schwierige Probleme gegenüber Vorgesetzten zur Sprache zu bringen.

Wenn es um das Planen, Einführen und Umsetzen von betrieblichen Gesundheitsbelangen geht, z.B. um Streßreduzieren im
beruflichen Alltag, Ernährung, rückenschonendes Arbeiten,
kommen als Projektmanager auch Vertreter von Krankenkassen
in Frage.

4.3.5.2 Ablauf der Zirkelarbeit

Der Ablauf der Zirkelarbeit kann beispielsweise nach den
Schritten des **Problemlösungsprozesses** erfolgen (Abb. 4-6).

1. Schritt: Problemsammlung
Arbeitsaspekte sammeln, die Mitarbeiter als Belastungen erleben
(z.B. strukturelle, körperliche und psychosoziale Belastungen).

2. Schritt: Problemauswahl
– Fokussieren, welche Arbeitsverrichtungen, -situationen gehäuft
  psychische und soziale Beanspruchungen und körperliche
  Beschwerden verursachen (z.B. durch eine Tätigkeitsanalyse
  evtl. mittels Fragebogen, Beobachtung und/oder Interview):
  Welche der Tätigkeiten bzw. Arbeitssituationen über- oder
  unterfordern?
– Reihenfolge nach Dringlichkeit festlegen

3. Schritt: Problemlösung
– Problembeschreibung
– Zielformulierung
– Ursachenerforschung: Hauptursachen, Nebeneinflüsse,
  Ursachenzusammenhänge
– Lösungssuche: verschiedene Wege überdenken, dabei Durch-
  setzungschancen, eigene Ressourcen, mögliche Widerstände,
  mögliche Folgen abwägen.
– Verbesserungsvorschläge schriftlich in Stichworten entwickeln
– Gesundheitsgerechte Arbeitsgestaltung einbeziehen
– Rahmenbedingungen berücksichtigen (z.B. organisatorische,
  architektonische, finanzielle Gegebenheiten, Dienstzeiten,
  Personalqualifikation, -fluktuation, -ausstattung, nicht vorher-
  sehbare Zeiten erhöhter Arbeitsbelastung)
– Lösungsauswahl: Entscheidung für einen realisierbaren Weg
  und die entsprechende Methode

4. Schritt: Umsetzung

– Abklären, ob bestimmte Maßnahmen direkt vom Vorgesetzten genehmigt und umgesetzt werden können.
– Veränderung der Rahmenbedingungen, die die Pflegekräfte als vermeidbare Unzulänglichkeiten bzw. Erschwernisse erleben, soweit dies finanziell und organisatorisch möglich ist.

5. Schritt: Lösungsbewertung: Schwerpunkte der Lösungsbewertung sind die **Struktur-, Prozeß- und Ergebnisqualität**.

– Die **Strukturqualität** hängt von der Sach- und Finanz- sowie von der personellen Ausstattung einer Station oder Organisation ab.
– Die **Prozeßqualität** bezieht sich auf den Arbeitsablauf. Innerbetriebliche Strukturen, die den Arbeitsprozeß beeinflussen, sind z.B. Kommunikations- und Führungsstile, Transparenz, Betriebsklima, Technikeinsatz etc.
– Die **Ergebnisqualität** ist abhängig von Struktur- und Prozeßqualität. Sie ist an der Zufriedenheit der Mitarbeiter und Patienten messbar.

Nach erfolgreicher Umsetzung der Problemlösungsvorschläge sollte überprüft werden, ob die Neuerung die Struktur-, Prozeß- und Ergebnisqualität beeinflußt oder positiv verändert hat und wie diese Veränderung aussieht.

Beispiel

Im folgenden wird der Problemlösungsprozeß am Beispiel der Verbesserung der stationären Pflegeausbildung dargestellt.

1. **Problemsammlung**: nicht zufriedenstellende Arbeitsaspekte werden gesammelt, z.B.: Auseinanderklaffen von theoretischen Lerninhalten in der Schule und praktischer Unterweisung im Krankenhaus.
2. **Problemauswahl:** Theorie-Praxis-Kluft, Unzufriedenheit der Schüler, Unsicherheit der Schüler, Unzufriedenheit der examinierten Pflegekräfte, Überforderung etc.
3. **Problemlösung**
   Problembeschreibung: Viele Schüler, examinierte Pflegekräfte und Pflegelehrer beklagen eine zu große **Kluft**

zwischen der **Theorie** und der tatsächlichen **Pflegepraxis.**
Die Schüler erwerben im Unterricht ein breites theoretisches
Wissen. Die Lehrkräfte der Krankenpflegeschule sind
bemüht, das Wissen mit neuen wissenschaftlichen Erkenntnissen anzureichern. Die Pflegeschüler haben aber nur sehr
begrenzte Möglichkeiten, ihr Wissen in der Praxis umzusetzen. Das hat mehrere Gründe: Bestimmte examinierte
Pflegekräfte halten beharrlich an „althergebrachten"
Methoden fest, stufen vieles von dem theoretisch Gelernten
als „übertrieben" ein und fühlen sich teilweise wegen dem
hohen Wissensstand der Schüler verunsichert.
Die Lehrkräfte erleben diese Situation als unbefriedigend, weil
sie trotz ihres Bemühens feststellen, daß die Pflegeschüler sich
den Zwängen der Stationsgegebenheiten anpassen müssen und
deshalb das schulische Wissen nur wenig anwenden können.
Die Schüler selbst geraten wegen der unterschiedlichen Erwartungen in Schule und Station in eine erhebliche Konfliktsituation, die Frustration und Überforderung zur Folge hat.
Zielformulierung: Die Mitglieder des Zirkels, Vertreter der
Krankenpflegeschule, der Pflegeschüler und der Pflegedienstleitung streben an, Theorie und Praxis besser zu verzahnen:
– Die in der theoretischen Ausbildung erworbenen Kenntnisse
  und Fertigkeiten sollen auf den Stationen besser genutzt
  werden können.
– Verringerung der psychischen Anspannung für Schüler und
  anleitende Pflegekräfte durch mehr Rollensicherheit, Selbstbewußtsein und größere Ausbildungs- und Arbeitszufriedenheit.
Ursachenerforschung: Die Teilnehmer des Zirkels beschließen,
mit Hilfe eines Fragebogens die Situation der Pflegeschüler kri-
tisch und konstruktiv zu durchleuchten. Es wird davon ausgegangen, daß der Zeitmangel und der knapp bemessene Stellenplan eine wichtige Rolle für die immer wieder beklagte unzureichende Anleitungsqualität spielt.
Beispielhafte Ergebnisse der Ursachenerforschung:
– Die Schüler werden häufig bei ihrer Arbeit sich selbst über-
  lassen. Sie werden nicht immer einer ausgebildeten Pflegekraft zugeteilt, die sie anleitet und die Fragen beantwortet.

- Das Angebot zu erlernender stationsspezifischer Tätigkeiten ist besonders für die Schüler unklar.
- Die Einsätze der Pflegeschüler werden zu häufig durch Unterrichtstage unterbrochen. Die Möglichkeit, die pflegerische Versorgung der Patienten von der Aufnahme bis zur Entlassung zusammenhängend verfolgen zu können, ist deshalb gering.
- Der Informationsaustausch zwischen der Krankenpflegeschule, den Pflegekräften und der Pflegedienstleitung gilt als unzureichend. Es fehlen Absprachen über die Ziele der Ausbildung, über gegenseitige Erwartungen und neue Entwicklungen von Pflegekenntnissen, Fertigkeiten und Anleitungsmethoden.
- Einige anleitende Pflegekräfte fühlen sich pädagogisch überfordert.

Die Ergebnisse der Umfrage werden im Hinblick auf die Lösungssuche diskutiert.

4. Umsetzung

- **Zuteilung der Schüler an anleitende Pflegekräfte:**
Die Pflegedienstleitung ordnet dies verpflichtend bei einer Stationsleitungsbesprechung an und schickt eine schriftliche Mitteilung über die Anordnung an alle Stationen, auf denen Pflegeschüler eingesetzt werden.
- **Transparenz des stationsspezifischen Lernangebots:**
Jede Station wird gebeten, innerhalb von zwei Wochen ihre stationsspezifischen Tätigkeiten schriftlich zu erfassen, damit diese für sie selbst und vor allem für die Schüler als Lernangebot sichtbar werden. Die niedergeschriebenen Tätigkeiten werden von der Krankenpflegeschule lernzielorientiert in den Leitfaden und Ausbildungsnachweis aufgenommen, über den alle Schüler verfügen. Den Pflegeschülern bietet diese schriftliche Fixierung die Möglichkeit, sich anhand des Tätigkeitsprofils auf die Einsätze vorzubereiten.
- **Verringerung der wöchentlichen Unterrichtstage:**
Damit die Schüler den Praxiseinsatz zusammenhängend erleben können, wird der Unterricht vermehrt in Blockzeit abgehalten. Keine der Klassen hat mehr als einen Unterrichtstag pro Woche. Zusätzlich sind zweimal im Jahr jeweils mindestens zwei Monate vollkommen unterrichtsfrei.

- **Informationsaustausch** zwischen examinierten Pflegekräften, Lehrkräften, Pflegeschülern und der Pflegedienstleitung: Der Vorschlag eines Lehrers der Krankenpflegeschule, eine Gesprächsrunde („Runder Tisch" mit regelmäßigen Treffen) einzurichten, bei der sich Vertreter der jeweiligen Parteien etwa vierteljährlich zum Informationsaustausch treffen, wird umgesetzt. Themenwünsche sollen schriftlich oder mündlich an die Gesprächsleitung, einen Beauftragten der Schule, eingereicht werden. Dringende Probleme sollen nicht hinausgezögert werden bis wieder eine Gesprächsrunde stattfindet, sondern sofort, entweder in einem persönlichen Gespräch oder per Telefon diskutiert und gelöst werden. Gezielte Fortbildungsveranstaltungen sollen helfen, a) die Theorie-Praxis-Kluft zu reduzieren (durch die Vermittlung von aktuellem Wissen und von Fertigkeiten), b) die anleitenden Pflegekräfte pädagogisch und fachlich weiterzuentwickeln. Die bestehenden Pflegestandards sollen aktualisiert und das Repertoire erweitert werden. Sie stellen für alle an der Ausbildung beteiligten Personen eine Handlungsleitlinie dar, die hilft, die Theorie-Praxis-Kluft zu verringern. Es wird ein zweiter Zirkel gegründet, der sich mit diesem Thema beschäftigt.
- **Installieren eines Tutorensystems:** Fortgeschrittene Schüler (mindestens 2. oder 3. Ausbildungsjahr) sollen den Neuanfängern in der praktischen Ausbildung anleitend und beratend zur Seite stehen. Den Tutoren werden pädagogische Grundkenntnisse für die Anleitung in einem Seminar vermittelt. Ebenso werden die „Neuankömmlinge", die über keine praktischen Vorkenntnisse verfügen, auf den bevorstehenden ersten Stationseinsatz und auf pädagogische Aspekte der Anleitung (Situation des Anzuleitenden und des Anleiters) vorbereitet. Jedem Tutor wird ein Schüler zugeteilt, den er bereits vor dem ersten Stationseinsatz kennenlernt und kurz über das zukünftige Aufgabengebiet informiert. Der Tutor betreut den Schüler auf der jeweiligen Station, macht ihn mit dem Personal, den Patienten, den Einrichtungen und den ersten beruflichen Anforderungen vertraut. Er sorgt zusammen mit dem Anfänger für einen Patienten oder eine Gruppe von Patienten. Die Neuanfänger werden mit der

Führung des Leitfadens und Ausbildungsnachweises vertraut gemacht, in die Pflegedokumentation und in die Pflegeplanung eingewiesen.

- **Ausbildung von Mentoren:** In jedem Stationsteam sollen innerhalb der nächsten zwei Jahre mindestens drei Mitarbeiter eine pädagogische Qualifikation zum Mentor für die Schüleranleitung erhalten. Ziel dieser Maßnahme ist, die Pflegeschüler in ihrem Lernprozeß individuell zu fördern. Betont wird allerdings, daß die anderen Mitarbeiter von ihrer Anleitungsaufgabe nicht entbunden sind. Der Mentor bleibt ein Mitglied des Stationsteams, ist in den Stellenplan eingebunden, kennt seine Aufgaben innerhalb des Teams, kennt die Patienten und ist fester Ansprechpartner der Schüler während des gesamten Stationseinsatzes. Der Mentor koordiniert die praktische Ausbildung unter Berücksichtigung des Ausbildungsangebots und der Lernmöglichkeiten auf Station. Er kooperiert mit der Schule, der Stationsleitung und der Pflegedienstleitung, kennt die Ausbildungsziele und spricht die Gestaltung der praktischen Ausbildung ab. Der Mentor bespricht die Lernschritte und -erfolge mit dem Schüler und der Krankenpflegeschule.

5. Lösungsbewertung

Hier wird beispielhaft die Unterweisung der Neuanfänger durch Tutoren in den ersten zwei Praxiswochen bewertet. Die Bewertung sollte gemeinsam im Zirkel stattfinden, und die jeweils betroffenen Berufsgruppen sollten ebenfalls eine Auswertung vornehmen. Nur so ist ein objektives Ergebnis möglich.

a) Auswertung durch Mitarbeiter des Zirkels
Ergebnisqualität:

- Die ursprünglichen Ängste, Verkrampfungen und der hohe Erwartungsdruck wurden durch Gespräche und durch die allmähliche Bekanntmachung mit den Pflegetätigkeiten gemildert. Der befürchtete „Praxisschock" ist nicht eingetreten.
- Die erste Konfrontation mit sterbenden Menschen wurde durch die ständige Begleitung des Tutors erleichtert.
- Sehr hilfreich war die Einweisung in die Handhabung und

Führung des Leitfadens und Ausbildungsnachweises für die praktische Ausbildung.

Prozeßqualität:

– Vorteilhaft waren die tägliche Vorbesprechung und die Nachbesprechung des Anleitungstages. Gegenseitige Erwartungen, Zielsetzungen und Ergebnisse sind auf diese Art und Weise für jeden transparent geworden.

– Die Gefühle von Unsicherheit, Unwissenheit und Ängste konnten angesprochen und durch den Wissens- und Erfahrungsvorsprung des Tutors meist abgebaut werden. Bei Anforderungen, die die Kompetenz des Tutors überstiegen, wurde eine diplomierte Pflegekraft hinzugezogen.

– In den Ablauf der Pflegearbeit konnte das bisher Gelernte einbezogen werden. Die Schüler konnten bei der Gestaltung der Pflegetätigkeiten mitbestimmen. Die Durchführung von Körperganzwaschungen bei Patienten, von Prophylaxen, anderen Maßnahmen und hygienischen Bestimmungen konnte so erfolgen, wie es in der Krankenpflegeschule gelehrt wurde.

– Es bestand jederzeit die Möglichkeit, Fragen zu stellen, welche ohne Zeitdruck beantwortet wurden.

– Manche Pflegepersonen äußerten eine mangelhafte Information über die Anleitung der Neuanfänger durch Tutoren.

– Einige examinierte Pflegekräfte fühlten sich nach den ersten Wochen nicht mehr für die Anleitung der Schüler zuständig.

b) Auswertung durch beteiligte Berufsgruppen, z.B.Tutoren

Ergebnisqualität:

– Die Tatsache, Verantwortung übernehmen zu dürfen, steigerte das Selbstwertgefühl und Selbstbewußtsein.

– Das Gefühl, Wissen und Fertigkeiten weitergeben zu dürfen, war eine persönliche Aufwertung.

– Die Anleitungsphase war eine wichtige Erfahrung und Sensibilisierung für die zukünftige Aufgabe, Schüler als examinierte Pflegeperson anzuleiten.

Prozeßqualität:

– Die Anleitungssituationen und die Fragen der Mitschüler boten Gelegenheit, den eigenen Wissens- und Kenntnisstand zu überprüfen.

– Die Pflegearbeit zeitlich, in der Abfolge und in der Qualität selbst bestimmen zu dürfen, war eine sehr positive Erfahrung.
– Die Anleitung der Schüler erfolgte geplant und ohne Zeitdruck.
– Es bestand die Möglichkeit der intensiven Gesprächsführung und umfassenden Patientenbetreuung.
– Die einzelnen Pflegehandlungen konnten während der Ausbildung in den vorhandenen Pflegestandards nachgelesen und verglichen werden.

Zusammenfassend läßt sich sagen, daß das Tutorenprojekt ein großer Erfolg war. Die Neuanfänger erlebten den ersten Stationseinsatz mit weniger Angst und gedämpftem Erwartungsdruck. Sie profitierten von den nicht weit zurückliegenden Erfahrungen und den Fähigkeiten der Tutoren. Der überschaubare Tätigkeitsbereich bot ohne Zeitdruck Gelegenheit zu umfassender Pflege, so wie diese in der Schule gelernt wurde. Die Tutoren konnten sowohl Anleitungs- und Führungsverhalten erproben als auch ihr Wissen und ihre Fähigkeiten überprüfen und weitergeben. Sie konnten lernen, selbständig zu planen, zu arbeiten und Verantwortung zu tragen. Die examinierten Pflegekräfte wurden dadurch entlastet.

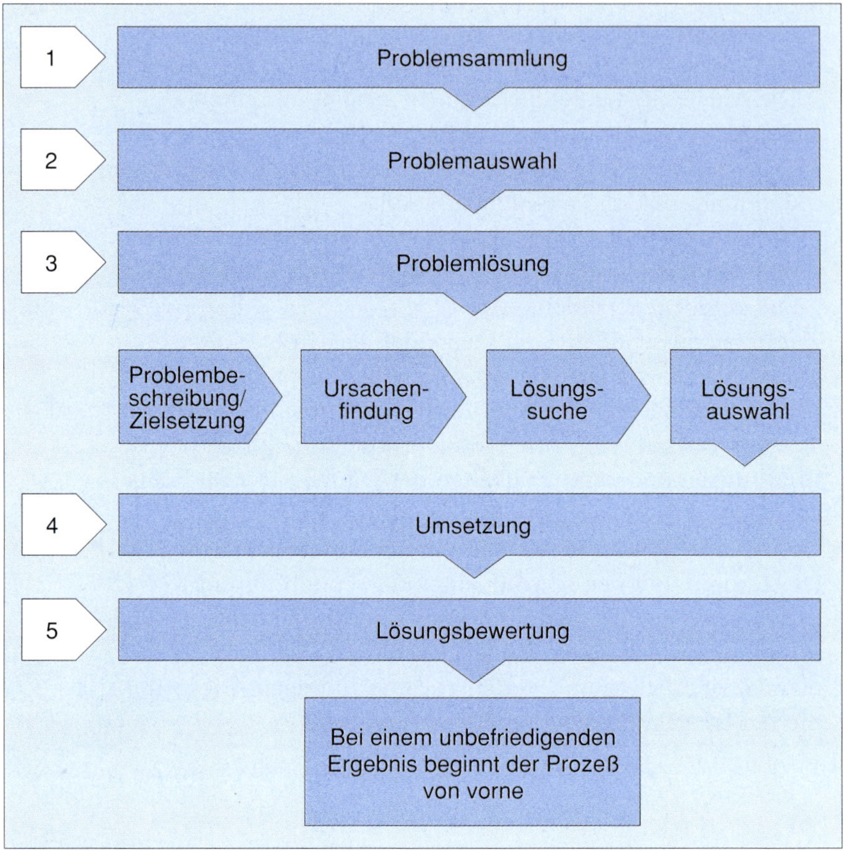

1 | Problemsammlung

2 | Problemauswahl

3 | Problemlösung

Problembe-schreibung/ Zielsetzung | Ursachen-findung | Lösungs-suche | Lösungs-auswahl

4 | Umsetzung

5 | Lösungsbewertung

Bei einem unbefriedigenden Ergebnis beginnt der Prozeß von vorne

Abb. 4-6 Der Problemlösungsprozeß nach dem 5-Phasen-Modell

5

Ausblick: Gesundheitsförderung durch Professionalisierung

Streßvermeidung und Gesundheitsförderung im Pflegeberuf hat viele Facetten. Neben Faktenwissen, Bildung und Informationen spielen persönliche Aspekte, wie Motivation, Bewußtsein und Eigenverantwortungsgefühl, eine große Rolle.

Die Professionalisierung in der Pflege kann einen wesentlichen Beitrag dazu leisten, daß die in Pflegeberufen Beschäftigten **gesundheitliche Kompetenz** erlangen.

Professionalisierung heißt, Fachkompetenzen zu entwickeln und zu fördern. Sie schließt die **Beratung** der Patienten im Hinblick auf **Prävention,** d.h. Vermeiden von gesundheitlichen Schädigungen, mit ein. Insofern spielt das Wissen um die Gesundheitsgefährdungen und um die Möglichkeiten, sie zu vermeiden, eine wichtige Rolle.

Gesundheitliche Fachkompetenz bezieht sich dabei nicht nur auf die Pflege und Beratung der Patienten, sondern auch auf den Umgang mit dem eigenen Körper, die Selbstpflege.

Eine erweiterte Fachkompetenz führt auch zu größeren Handlungs-, Entscheidungs- und Gestaltungsspielräumen und damit zu mehr **Selbständigkeit** und **Unabhängigkeit** von anderen Berufsgruppen.

Die Professionalisierung des Pflegeberufs ist damit ein Weg, um das pflegerische Wirken durch Kooperation und Teamarbeit aus seiner Fremdbestimmung zu lösen und in **selbstbestimmtes Arbeiten** zu überführen. Dieses wurde in den Kapiteln 2.3.4 und 4.3.3.2 als wichtige Bedingung für Streßvermeidung am Arbeitsplatz und als Voraussetzung für Berufszufriedenheit beschrieben. Der Professionalisierungsprozeß fördert das Selbstbewußtsein der Pflegekräfte, indem er die eigene **Berufsidentität** stärkt. Die Anfälligkeit für Streß wird gleichzeitig gemindert.

Merke

Professionalisierung ist gleichzeitig Voraussetzung für die Gesunderhaltung der Pflegekräfte als auch Nebenprodukt der Gesundheitsförderung in der Pflege.

Voraussetzungen für die Professionalisierung

Professionalisierung verfolgt das Ziel, in zunehmend komplexeren Situationen situationsangepaßt und eigenverantwortlich zu handeln.

Der Weg der Professionalisierung von Pflege setzt selbständige Begründungs- und Entscheidungfähigkeit der Pflegekräfte voraus. Die Kompetenzen der Pflegekräfte beziehen sich auf mindestens fünf Aufgabenbereiche:

▶ **Praktisch-technische Kompetenz**
  Erlernte Fähigkeiten und Fertigkeiten ermöglichen der Pflegekraft, Pflegetechniken und -hilfsmittel im Rahmen der pflegeprozeßbezogenen Interaktionen mit dem Patienten und Angehörigen sicher und korrekt anzuwenden. Weidner (1995) erklärt, daß diese Kompetenzen der Sicherstellung einer „technischen Funktion" dienen.

▶ **Sozial-kommunikative Kompetenz**
  Diese zielt auf einen angemessenen sozialen Umgang mit Patienten, Angehörigen sowie mit Teammitgliedern ab. Weidner (1995) hebt in diesem Zusammenhang auch die Fähigkeit zur Deutung der Pflegeproblematik hervor, was der Sicherstellung einer „sozialen" und „empathischen" Funktion dient.

▶ **Gesundheitsfördernde Kompetenz**
  Durch sie soll gesundheitsbewußtes Verhalten methodisch gefördert und die Selbständigkeit des Patienten unterstützt werden. Auch die Angehörigen sollen in den Genesungsprozeß eingebunden werden. Zum anderen umfaßt die gesundheitsfördernde Kompetenz für das Pflegepersonal selbst Kenntnisse der Streßbewältigung und -prophylaxe und betriebliche Gesundheitsförderung.

▶ **Ökologische Kompetenz**
  Die ökologische Kompetenz in der Pflege steht in Verbindung mit der Gesundheitserhaltung und -wiederherstellung. Ökologisch kompetente Pflegekräfte tragen dazu bei, gesundheitsverträgliche Produkte einzusetzen, Müllaufkommen und den Energieverbrauch zu reduzieren (Kristel 1995).

▶ **Ethisch-moralische Kompetenz**
  Sie regelt die Rechte und Pflichten in der Pflegekraft-Patienten-Interaktion und hilft bei der ethischen Begründung der Pflegemaßnahmen (vgl. Weidner 1995).

Diese Aufstellung der geforderten Kompetenzen zeigt die **Komplexität des Aufgabenbereichs** in der Pflege.
Erworbenes Wissen, gelernte Fähigkeiten und Fertigkeiten machen dabei nur einen Teil aus. Erworbenes Wissen unterliegt einer „Halbwertzeit" (Mertens 1974), es veraltet und muß in regelmäßigen Abständen aufgefrischt und ergänzt werden. Daher sind Schlüsselqualifikationen, wie Problemlösungsfähigkeit und vernetztes Denken, unbedingt notwendig, um sich flexibel auf sich verändernde Aufgabenstellungen und Arbeitsbedingungen einstellen zu können. Nur wer gelernt hat, auf Veränderungen zu reagieren, kann auch im Arbeitsleben auf Dauer bestehen.

Bedeutung der Schlüsselqualifikationen

Mit Hilfe von Schlüsselqualifikationen sollen in der Aus-, Fort- und Weiterbildung berufsübergreifende, nicht fachspezifische Kompetenzen erworben werden. Eine Übersicht über wichtige Schlüsselqualifikationen zeigt auch Tabelle 5-1.
Sie sind für das Erkennen und das Bewältigen von Streßsituationen unabdingbar (z.B. kommunikative Kompetenz in Teamgesprächen oder um Forderungen zu formulieren und ihre Umsetzung einzufordern).
Dabei ist eine „angemessene analytische Distanz" zum eigenen pflegerischen Handeln nötig, um die pflegetherapeutische Entscheidungs- und Handlungsfähigkeit aufrecht erhalten und weiterentwickeln und die eigene psychische Gesundheit wahren zu können. Dennoch brauchen auch professionell arbeitende Pflegekräfte bisweilen selbst professionelle Begleitung oder Hilfe (z.B. in Form von Supervision oder auch Psychotherapie), um berufliche Probleme zu bewältigen. Auch die Eigenverantwortung zu entscheiden, wann Unterstützung oder professionelle Hilfe erforderlich ist, kann im weitesten Sinne zu den Schlüsselqualifikationen gezählt werden.
Schlüsselqualifikationen stellen damit eine Art „Generalschlüssel" dar, der Pflegenden ermöglicht, sich alle Bereiche ihrer beruflichen Tätigkeit zu „erschließen". Der Erwerb von Schlüsselqualifikationen soll auch dazu dienen, den Belangen nach besseren Arbeitsbedingungen und nach mehr Gesundheit am Arbeitsplatz entsprechend Nachdruck zu verleihen.

Tab. 5-1   Schlüsselqualifikationen.

Selbstkompetenz	Sozialkompetenz	Fach-/Methodenkompetenz
Auseinandersetzung mit der eigenen Person, der eigenen Grundhaltung und der persönlichen Berufsauffassung	Entwickeln der kommunikativen Fähigkeiten im Kontakt mit Einzelnen und Gruppen	Fachwissen in unterschiedlichen Situationen sicher anwenden, selbständig vertiefen und dem Handlungsbedarf anpassen

Schlüsselqualifikationen

Reflexionsfähigkeit
▸ das eigene Handeln und Verhalten beurteilen
▸ Grenzen und Probleme erkennen und damit umgehen
▸ Kritik anhören, Konsequenzen ableiten

Flexibilität
▸ Beweglichkeit im Denken und Handeln
▸ Improvisationsvermögen und Kreativität
▸ Offenheit für Veränderungen

Eigenständigkeit
▸ Selbständigkeit
▸ Entwicklung einer ethischen Grundhaltung
▸ Eigenverantwortung für Handeln, Verhalten und Lernen
▸ Entscheidungsfähigkeit
▸ Auseinandersetzung mit der Berufsrolle

Leistungsbereitschaft
▸ Zuverlässigkeit, Sorgfalt
▸ Initiative, Engagement
▸ Ausdauer, ausgewogene Arbeitsleistungen
▸ Belastungsfähigkeit

Schlüsselqualifikationen

Beziehungsfähigkeit
▸ Beziehungen aufnehmen, aufbauen, erhalten, aushalten und lösen
▸ Wertschätzung und Verständnis gegenüber anderen ausdrücken

Kommunikations-/Konfliktfähigkeit
▸ differenzierte, verständliche und situationsgerechte Ausdrucksweise
▸ Fähigkeit, gezielt nonverbal zu kommunizieren
▸ Bereitschaft, Konflikte anzugehen, zu lösen oder auszuhalten
▸ Anerkennung und Kritik situationsgerecht anbringen

Team-/Integrationsfähigkeit
▸ Fähigkeit zu Zusammenarbeit: Konsensbereitschaft, Loyalität, Solidarität
▸ Persönlichkeit einbringen
▸ konstruktives Arbeiten an gemeinsamen Zielsetzungen

Verantwortlichkeit
▸ Verantwortung gegenüber Umfeld
▸ Verantwortung gegenüber Umwelt

Schlüsselqualifikationen

Sicherheit im beruflichen Handeln
▸ Kenntnisse und Fähigkeiten erweitern
▸ Verhalten und Handeln begründen
▸ Verrichtungen geschickt, sicher ausführen
▸ Hilfsmittel, Methoden, Techniken richtig auswählen
▸ Beratung geben oder ermöglichen

Analyse-/Synthesefähigkeit
▸ Situationen im gesamten und in ihren Elementen wahrnehmen und beurteilen
▸ Veränderungen, Zusammenhänge erkennen
▸ Entwicklungen einschätzen, vorausdenken
▸ Erfahrungen und Wissen auf neue Situationen übertragen

Wahrnehmung
▸ Sinne nutzen und Intuition respektieren
▸ Situationen differenziert wahrnehmen, beschreiben, angemessene Schlüsse ziehen
▸ Fähigkeiten/Ressourcen und Probleme bei anderen erkennen
▸ unterschiedliche subjektive Wahrnehmungen von anderen Personen erkennen, vergleichen

Organisationsfähigkeit
▸ Überblick haben, Prioritäten setzen
▸ Ziele setzen und danach handeln

Weiterführende Literatur

Anderegg-Tschudin, H.: Identifikation mit dem Arbeitsplatz – ist dies dem Pflegepersonal möglich? In: Pflege. Die wissenschaftliche Zeitschrift für Pflegeberufe. 1. Jg., Heft 1/88

Anliker, R.: Zur Berufsidentität der Pflege. Ermutigung zur aktiven Gestaltung. In: Pflege. Die wissenschaftliche Zeitschrift für Pflegeberufe. 3. Jg., Heft 1/90

Aries, M.; **Zuppinger**, I.: Burnout und Krankenpflege: Studie zur Arbeitssituation und zu den psychischen Belastungen beim Pflegepersonal. In: Pflege. Die wissenschaftliche Zeitschrift für Pflegeberufe. 6. Jg., Heft 2/93

Aßmann, C.; Pflegeleitfaden – Alternative und komplementäre Methoden. Urban & Schwarzenberg, München/Wien/Baltimore 1996

Badura, B.: Gesundheitsförderung durch Arbeits- und Organisationsgestaltung – Die Sicht des Gesundheitswissenschaftlers. In: Pelikan, J. et al. (Hg.): Gesundheitsförderung durch Organisationsentwicklung. Juventa, Weinheim/München 1993

Badura, B.; Feuerstein, G.; Schott, Th. (Hg.): System Krankenhaus. Arbeit, Technik und Patientenorientierung. Juventa, Weinheim/München 1993

Badura, B.; Elkeles, T. et al. (Hg.): Zukunftsaufgabe Gesundheitsförderung. Mabuse, Frankfurt/M. 1995

Baitsch, C.; Frei, F.: Qualifizierung in der Arbeitstätigkeit. Huber, Bern 1980

Bals, T. (Hg.): Was Florence noch nicht ahnen konnte: neue Herausforderungen an die berufliche Qualifizierung in der Pflege. Bibliomed, Melsungen 1994

Bardé, B.; Mattke, D. (Hg.): Therapeutische Teams. Theorie – Empirie – Klinik. Vandenhoeck & Rupprecht, Göttingen 1993

Bartholomeyczik, S.: Arbeitsbedingungen und Gesundheitsstörungen bei Krankenschwestern – Ergebnisse einer Untersuchung. In: Deutsche Krankenpflegezeitschrift, 40. Jg. Beilage Heft 1/1987

Bartholomeyczik, S.: Rücken- und Kreuzschmerzen bei Krankenschwestern. Wo können präventive Maßnahmen gegen arbeitsbedingte Erkrankungen von Krankenschwestern ansetzen? In: Deutsche Krankenpflegezeitschrift, 41. Jg., Heft 11/88

Bartholomeyczik, S.: Gefangene im eigenen Netz? Beruf, Familie und Gesundheit bei Krankenschwestern. In: Dr. med. Mabuse, 16. Jg., Heft 5/91

Bauer, I.: Die Auswirkungen des Beginns der Frühschicht um 6 Uhr auf die Pflegepersonen und Patienten. Beschreibung der Untersuchung und der Ergebnisse. In: Deutsche Krankenpflegezeitschrift, 46. Jg., Heft 1/93

Bay, R.: Erfolgreiche Gespräche durch aktives Zuhören. Expert, Ehningen 1995

Becker, H. (Hg.): Psychoanalytische Teamsupervision. Vandenhoeck & Rupprecht, Göttingen 1995

Beil-Hildebrand, M.: Architektonische und künstlerische Gestaltung im Pflegebereich. In: Beilage Deutsche Krankenpflegezeitschrift, 45. Jg., Heft 12/92

Benner, P.: Stufen zur Pflegekompetenz. Huber, Bern/Göttingen 1994

Benner, P.; Wrubel, J.: Pflege, Streß und Bewältigung. Gelebte Erfahrung von Gesundheit und Krankheit. Huber, Bern 1997

Bentner, A.; Petersen, S.J. (Hg.): Neue Lernkulturen in Organisationen. Personalentwicklung und Organisationsberatung mit Frauen. Campus, Frankfurt/M. 1996

Berry, C.R.: Die Erlöser-Falle. Lust und Frust der Helfer-Typen. Kösel, München 1990

Biener, K.: Streß. Epidemiologie und Prävention. Huber, Bern 1993

Bönninger, C.: Supervision für Pflegekräfte: Psychohygiene oder mehr? (1. Teil). Zur Bedeutung von Supervision für die Professionalisierung der Pflege. In: Pflege, Die wissenschaftliche Zeitschrift für Pflegeberufe, 8. Jg., Heft 1/95a

Bönninger, C.: Supervision für Pflegekräfte: Psychohygiene oder mehr? (2. Teil). Zur Bedeutung von Supervision für die Professionalisierung der Pflege. In: Pflege, Die wissenschaftliche Zeitschrift für Pflegeberufe, 8. Jg., Heft 2/95b

Borsi, G.M.: Das Krankenhaus als lernende Organisation. Zum Management von individuellen, teambezogenen und organisatorischen Lernprozessen. Asanger, Heidelberg 1994

Borsi, G.M.: Handlungsketten – Machtketten: Neue Anforderungen an das Pflegemanagement (1. Teil). In: Pflege, Die wissenschaftliche Zeitschrift für Pflegeberufe, 8. Jg., Heft 1/95

Borsi, G.M.: Handlungsketten – Machtketten: Neue Anforderungen an das Pflegemanagement (2. Teil). In: Pflege, Die wissenschaftliche Zeitschrift für Pflegeberufe, 8. Jg., Heft 2/95

Bräutigam, W.: Reaktionen, Neurosen, Psychopathien. Thieme Verlag, Stuttgart 1994

Brieskorn-Zinke, M.: Aspekte gesundheitsorientierten Denkens und Handelns im Pflegealltag. In: Pflege aktuell, Heft 1/97

Brieskorn-Zinke, M.: Gesundheitsförderung in der Pflege. Ein Lehr- und Lernbuch zur Gesundheit. Kohlhammer, Stuttgart 1996

Büssing, A.: Streß und Streßbewältigung in der Krankenpflege. In: Pflege. Die wissenschaftliche Zeitschrift für Pflegeberufe. 3. Jg., Heft 2/90

Büssing, A.: Organisationsstruktur, Tätigkeiten und Individuum. Huber, Bern 1992

Büssing, A.; Aumann, S.: Telearbeit. Mehrfachbelastungen, Qualifikationsanforderungen und berufliche Qualifizierung im Spannungsfeld von Beruf, Familie und Freizeit. Bericht Nr. 33, Technische Universität, München 1996

Büssing, A.; Barkhausen, M.; Glaser, J.; Schmitt, S.: Prozeßanalyse II der Einführung eines ganzheitlichen Pflegesystems zum Abbau der arbeitsbelastenden und qualitätseinschränkenden Auswirkungen von Funktionspflege. Bericht Nr. 32, Technische Universität, München 1996

Büssing, A.; Barkhausen, M.; Glaser, J.; Schmitt, S.: Psychischer Streß und Burnout in der Krankenpflege: Ergebnisse im Längsschnitt. Bericht Nr. 37, Technische Universität, München 1997

Büssing, A.; Bissels, T.; Krüsken, J.: Die Untersuchung von Arbeitszufriedenheitsformen und Tätigkeitsspielräumen in einer computergestützten Laborstudie: Methodenentwicklung und erste Befunde. Bericht Nr. 40, Technische Universität, München 1997

Büssing, A.; Eisenhofer, J.; Glaser, J.; Natour, N.; Theis, U.: Psychischer Streß und Burnout in der Krankenpflege. Untersuchungen zum Einfluß von Anforderungen, Hindernissen und Spielräumen. Bericht Nr. 21, Technische Universität, München 1995

Büssing, A.; Glaser, J.: Prozeßanalyse der Einführung eines ganzheitlichen Pflegesystems zum Abbau der arbeitsbelastenden und qualitätseinschränkenden Auswirkungen von Funktionspflege. Bericht Nr. 28, Technische Universität, München 1996

Büssing, A.; Natour, N.: Arbeitszeiten in der Krankenpflege zwischen Wunsch und Wirklichkeit. Bericht Nr. 24, Technische Universität, München 1995

Büssing, A.; Schmitt, S.: Bedingungen von emotionaler Erschöpfung und Depersonalisation in der Krankenpflege. Bericht Nr. 29, Technische Universität, München 1996

Büttner, M.: Aromatologie. Ein Vortrag über die Möglichkeiten, Duftstoffe in der Pflege anzuwenden. Bisher unveröffentlichtes Manuskript, 1997

Burisch, M.: Das Burnout-Syndrom. Theorie der inneren Erschöpfung. Springer, Berlin 1994

Cherniss, C.: Professional burnout in human service organizations, Praeger, New York 1980

Clift, J.: Supervision: Was ist das? In: Die Schwester/Der Pfleger, 29. Jg.; Heft 5/90

Dahlem, H.: Lorenz, A. L. (Hg.): Total Normal. Neue Arbeitszeiten im Pflegedienst. Mabuse, Frankfurt/M. 1993

Drees, A.: Frei Phantasieren in der Psychotherapie und in Balint-Gruppen. Vandenhoeck & Rupprecht, Göttingen 1995

Drees, A.: Psychosomatische Krankheiten. In: Mischo-Kelling, M.; Zeidler, H. (Hg.): Innere Medizin. Urban & Schwarzenberg, München 1996

Dubs, R.: Schlüsselqualifikationen – werden wir erneut um eine Illusion ärmer? In: Gonon, Ph. (Hg.): Schlüsselqualifikationen kontrovers. Sauerländer, Aarau 1996

Duell, W.; Frei, F. (Hg.): Arbeit gestalten – Mitarbeiter beteiligen. Eine Heuristik qualifizierender Arbeitsgestaltung. Campus, Frankfurt 1986

Eckardt, T.: Streßbewältigung. 4. Folge: Was ist Streß und wie geht man damit um? In: Die Schwester/Der Pfleger, 34. Jg., Heft 9/95

Egan, G.: Helfen durch Gespräch. Ein Trainingsprogramm für helfende Berufe. Beltz, Weinheim 1996

Elkeles, T.: Arbeitsorganisation in der Krankenpflege – Zur Kritik der Funktionspflege, Frankfurt/M. 1991

Enzmann, D.; Kleiber, D.: Helfer-Leiden. Streß und Burnout in den psychosozialen Berufen. Asanger, Heidelberg 1989

Fischer-Rizzi, S.: Himmlische Düfte. Aromatherapie: Anwendung wohlriechender Pflanzenessenzen und ihre Wirkung auf Körper und Seele (11. Aufl.). Heinrich Hugendubel, München 1995

Franke, A.; Möller, H.: Psychologisches Programm zur Gesundheitsförderung. Quintessenz, München 1993

Freudenberger, H. J.: Das Erschöpfungssyndrom von Mitarbeitern in alternativen Einrichtungen. In: Petzold, H.; Vormann, G. (Hg.): Therapeutische Wohngemeinschaften. Erfahrungen – Modell – Supervision. Pfeifer, München 1992

Freudenberger, H. J.; Richelson, G.: Ausgebrannt. Die Krise der Erfolgreichen. Gefahren erkennen und vermeiden. Kindler, München 1980

Gill, W.; Wittig, O.: Das Gesundheitsfördernde Krankenhaus. Health Promotion am Beispiel des Evangelischen Bethesda-Krankenhaus Essen-Borbeck. In: Die Schwester/Der Pfleger, 35. Jg., Heft 12/96

Görres, S.: Gesundheits- und Qualitätszirkel – ein partizipativer Ansatz in der Alten- und Krankenpflege (1. Teil). In: Pflege. Die wissenschaftliche Zeitschrift für Pflegeberufe, 5. Jg, Heft 2/92

Goetze, W.: Von SQ (Schlüsselqualifikationen) zur QS (Qualitätssicherung): Sollten wir mehr über Qualität von Bildungsangeboten reden – und weniger über Schlüsselqualifikationen? In: Gonon, Ph. (Hg.): Schlüsselqualifikationen kontrovers. Sauerländer, Aarau 1996

Gonon, Ph. et al. (Hg.): Schlüsselqualifikationen kontrovers. Sauerländer, Aarau 1996

Grahmann, R.: Gutwetter, A.: Konflikte im Krankenhaus. Der pflegerische und ärztliche Bereich. Huber, Bern/Göttingen 1996

Großkurth, P. (Hg.): Arbeit und Persönlichkeit: berufliche Sozialisation in der arbeitsteiligen Gesellschaft. Rowohlt, Reinbek 1979

Grossmann, R.: Scala, K.: Gesundheit durch Projekte fördern. Juventa, München/Weinheim 1994

Güntert, B.: Orendi, B.; Weyermann, U.: Die Arbeitssituation des Pflegepersonals – Strategien zur Verbesserung. Huber, Bern 1989

Habermas, J.: Theorie des kommunikativen Handelns. Band 1: Handlungsrationalität und gesellschaftliche Rationalisierung. Band 2: Zur Kritik der funktionalistischen Vernunft. Suhrkamp, Frankfurt/M. 1982

Hannich, H. J.: Überlegungen zu einer Kultur der Arzt-Patient-Beziehung. In: Die Schwester/Der Pfleger, 31. Jg., Heft 1/92

Hartmann, St.: Traue, H.C.: Gesundheitsförderung und Krankheitsprävention im betrieblichen Umfeld. Universitätsverlag, Ulm 1996

Heimann, M.: Das „Un"-Wesen der Supervision. In: Pflegezeitschrift, 47. Jg., Heft 5/94

Heinze, M.; Jung, H.: Die haftungsrechtliche Eigenverantwortlichkeit des Krankenpflegepersonals in Abgrenzung zur ärztlichen Tätigkeit. In: Neander, K. D.: Patientenorientierte Pflege in der Diskussion. W. Zuckschwerdt, München 1989

Hellmich, S.; Reincke, A.: Das Burnout-Syndrom in der Krankenpflege. Eine empirische Studie im sozialpsychologischen Kontext. In: Beilage Pflegezeitschrift, 47. Jg., Heft 3/94

Henglein, M.: Die heilende Kraft der Wohlgerüche und Essenzen, Schönberger GmbH & Co. Verlag KG, München 1985

Herbst, A.: Arbeit gesund machen. Forum zu neuen Konzepten der Gesundheitsförderung in Betrieb und Verwaltung. Behörde für Arbeit, Gesundheit und Soziales, Amt für Gesundheit, Hamburg 1995

Herschbach, P.: Eine Untersuchung zur psychischen Belastung von Krankenschwestern und Krankenpflegern. In: Deutsche Krankenpflegezeitschrift, 44. Jg., Heft 6/91

Hessisches Ministerium für Umwelt, Energie, Jugend, Familie und Gesundheit (Hg.): Neue Arbeitszeitformen im Pflegedienst. „Ich lebe endlich wieder zu normalen Zeiten." Wiesbaden 1995

Hofmann, F. (Hg.): Wirbelsäulenerkrankungen im Pflegeberuf. Medizinische Grundlagen und Prävention. Ecomed, Landsberg 1994

Hofmann, R.: Wir müssen das Zuhören lernen. In: Pflegezeitschrift, 48. Jg.; Heft 11/95

Hofmann, B.: Supervision für Pflegekräfte. In: Pflegen ambulant, 3. Jg., Heft 1/92

Hornung, R.; Lächler, J.: Psychologisches und soziologisches Grundwissen für Krankenpflegeberufe. Ein praktisches Lehrbuch. Psychologie Verlags Union, München 1986

Hurrelmann, K.: Einführung in die Sozialisationstheorie. Über den Zusammenhang von Sozialstruktur und Persönlichkeit. Beltz, Weinheim/Basel 1990

Hurrelmann, K.; Nordlohne, E.: Gesundheitsförderung in der Schule. Konzeptionen, Erfahrungen und Evaluationsergebnisse. In: Pelikan, J.M.; Hurrelmann, K. (Hg.): Gesundheitsförderung durch Organisationsentwicklung. Konzepte, Strategien und Projekte für Betriebe, Krankenhäuser und Schulen. Juventa, Weinheim/München 1993

Kaiser, A.: Schlüsselqualifikationen in der Arbeitnehmerweiterbildung: Gutachten erstellt im Auftrag der LAG Nordrhein-Westfalen. Neuwied 1992

Karasek, R. A.: Job sozialization and job strain: The implications of two related psychosocial mechanisms for job design. In: Johansson (Eds.): Working life. Wiley, New York 1981

Kasper, H.: Ernährungsmedizin und Diätetik. Urban & Schwarzenberg München 1996

Kastner, M. (Hg.): Personalpflege – der gesunde Mitarbeiter in der gesunden Organisation. Quintessenz, Berlin/München 1994

Katalyse e.V. – Institut für angewandte Umweltforschung (Hg.): Schadstoffe in Innenräumen und was man dagegen tun kann. Kiepenheuer & Witsch, Köln 1992

Kath, R. M.: Causes of Death Among Registered Nurses. J. Occupational Med. 25/10, 1983

Klitzing, W.; v. Klitzing, K.: Psychische Belastungen in der Krankenpflege. Vandenhoeck & Rupprecht, Göttingen 1995

Knöpfel, H.-K.: Einführung in die Balint-Gruppenarbeit. G. Fischer, Stuttgart 1980

Kohn, A.: Mit vereinten Kräften. Warum Kooperation der Konkurrenz überlegen ist. Beltz Verlag, Weinheim/Basel 1989

Kramer, M.; Schmalenberg, C.: Magnet-Spitäler. Institutionen mit Spitzenleistungen. In: Pflege, Die wissenschaftliche Zeitschrift für Pflegeberufe, 1. Teil: 2. Jg., Heft 2/89; 2. Teil: 3. Jg., Heft 1/90;

Krause, R.: Gesundheitsförderung: Von der Projektplanung bis zur Evaluation. Handbuch zum Management in der Gesundheitsförderung. Gesundheits-Dialog, Oberhaching 1995

Kristel, K.H.: Pflege in Therapie und Praxis. Ein Lehr- und Praxishandbuch. G. Fischer, Stuttgart/Jena/New York 1995

Kristel, K.H.: Streß in der Krankenpflegeausbildung. Theorie-Praxis-Kluft und Möglichkeiten der Verringerung. Unveröffentlichte Untersuchung, Weiden 1996

Kuhlmey, A.: Gesund bleiben im Beruf – Chancen und Risiken des Arbeitsalltags in der Pflege. In: Pflege, Die wissenschaftliche Zeitschrift für Pflegeberufe, 8. Jg., Heft 4/95

Landau, K.; Rohmert, W.: Recent Developments in Job Analysis. Taylor and Francis, London 1989

Lazarus, R.S.; Launier, R.: Streßbezogene Transaktionen zwischen Person und Umwelt. In: Nitsch, J.R. (Hg.): Streß. Huber, Bern 1991

Leontjew, A.N.: Tätigkeit, Bewußtsein, Persönlichkeit. Pahl-Rugenstein, Köln 1982

Liberman, J.: Die heilende Kraft des Lichts. Der Einfluß des Lichts auf Psyche und Körper. Scherz, Bern/München/Wien 1995

Liese, A.: Sicherheit und Gesundheitsschutz am Arbeitsplatz. In: Beske, F. (Hg.): Lehrbuch für Pflegeberufe. Band 1 Theoretische Grundlagen. Thieme, Stuttgart 1996

Lindemeyer, T.: Familienfreundliche Arbeitszeiten. – Total normal – In: Die Schwester/Der Pfleger, 32. Jg., Heft 10/93

Lorenz-Krause, R.: Die Einführung neuer Arbeitsmethoden in der Krankenpflege. Erfahrungen im Rahmen von Prozessen der Organisationsgestaltung, illustriert am Beispiel zweier Modellkrankenhäuser, St. Elisabethen-Krankenhaus Lörrach, Gemeinschaftskrankenhaus Herdecke, LIT, Münster 1993

Marquard, L.; Runde, P.; Westphal, G.: Psychische Belastung in den helfenden Berufen. – Bedingungen, Hintergründe, Auswege – Westdeutscher, Opladen 1993

Meggeneder, O.: Arbeitszeit und Berufszufriedenheit in den Pflegediensten. In: Die Schwester/Der Pfleger, 31. Jg., Heft 7/92

Meichenbaum, D.; Cameron, R.: Stress inoculation training – torward a general paradigm and prevention. Plenum, New York 1983

Meier, J. (Hg.): Das moderne Krankenhaus. Managen statt verwalten. Luchterhand, Neuwied 1994

Meier, J. (Hg.): Menschenbilder. Philosophie im Krankenhaus. Olms, Hildesheim 1994

Mertens, D.: Schlüsselqualifikationen. Thesen zur Schulung für eine moderne Gesellschaft. In: Mitteilungen aus der Arbeitsmarkt- und Berufsforschung, 7. Jg., Bundesanstalt für Arbeit, Nürnberg 1974

Metz, P.: Fast total normal – Das Kasseler Modell. Neue Arbeitszeiten in der Krankenpflege. In: Die Schwester/Der Pfleger, 31. Jg., Heft 12/92

Meyer, C.: Die Veränderung der Arbeitssituation in der Krankenpflege. Interesse und Bereitschaft Pflegender zur Mitgestaltung. Reihe Wissenschaft Band 29. Mabuse, Frankfurt/M. 1996

Meyer, C.; Stelljes, H.: Pflegende im Krankenhaus. Gesundheitsrelevante Arbeitsbedingungen. In: Beier, J.; Bodin, M.; Fichtner, K.H.; Schwarze, H.; Bazak, W. (Hg.): Jahrbuch der Pflege- und Gesundheitsfachberufe 1995/96. LAU-Ausbildungssysteme, Reinbek 1995

Meyer, H.: Eine Checkliste zur Erfassung von Arbeitsbedingungen und Arbeitszufriedenheit beim Pflegepersonal an Allgemeinkrankenhäusern – Ergebnisbericht. In: Pflege, Die wissenschaftliche Zeitschrift für Pflegeberufe, 8. Jg., Heft 3/95

Mischo-Kelling, M.; Wittneben, K.: Pflegebildung und Pflegetheorien. Urban & Schwarzenberg, München 1995

Mitzscherlich, S.: Supervision bei Auszubildenden. In: Beier, J. et al.: Jahrbuch der Pflege- und Gesundheitsfachberufe 1995/96. LAU-Ausbildungssysteme, Reinbek 1995

Oberbeil, K.: Neugeboren durch Biostoffe. Südwest, München 1994

Ostner, I.; Beck-Gernsheim, E.: Mitmenschlichkeit als Beruf. Campus, Frankfurt 1979

Pearling, L.J.: The Sociological Study of Stress. Journal of Health and Social Behavior. 30. Jg., 1989

Pelikan, J.M.; Demmer, H.; Hurrelmann, K. (Hg.): Gesundheitsförderung durch Organisationsentwicklung. Konzepte, Strategien und Projekte für Betriebe, Krankenhäuser und Schulen. Juventa, Weinheim/München 1993

Pelletier, K.R.: Ein Parcours für Gesundheitsförderungsprogramme in der Arbeitswelt. In: Bundeszentrale für gesundheitliche Aufklärung/Weltgesundheitsorganisation (Hg.): Gesundheitsförderung in der Arbeitswelt. Springer, Berlin/Heidelberg 1989

Pines, A.M.: Aronson, E.; Karty, D.: Ausgebrannt. Vom Überdruß zur Selbstentfaltung. Klett, Stuttgart 1989

Prager, S.: Psychische und physische Arbeitsbelastung und -beanspruchung von Krankenpflegepersonal. In: Die Schwester/Der Pfleger, 35. Jg., Heft 6/96

Praße, O.: Erfahrungen mit Qualitätszirkeln aus der Sicht der pflegerischen Abteilungsleitung. In: Die Schwester/Der Pfleger, 34. Jg., Heft 6/95

Preuss, S.: Ökopsychosomatik. Umweltbelastungen und psychovegetative Beschwerden. Asanger, Heidelberg 1995

Priester, K.: Neue Arbeitszeitmodelle in Krankenhäusern. Entstehungsbedingungen – Umsetzungsprobleme – Vorschläge zur Optimierung. Reihe Wissenschaft, Band 23, Mabuse, Frankfurt/M. 1995

Priester, K.: Betriebliche Gesundheitsförderung. Voraussetzungen – Konzepte – Erfahrungen. Mabuse, Frankfurt/M. 1996

Pühl, H.; Schmidbauer, W.: Supervision und Psychoanalyse. Kösel, München 1986

Raven, U.: Professionelle Sozialisation und Moralentwicklung – Zum Berufsethos von Medizinern. Deutscher Universitäts-Verlag, Wiesbaden 1989

Regnet, E.: Konflikte in Organisationen. Formen, Funktion und Bewältigung. Vandenhoeck & Rupprecht, Göttingen 1992

Rohde-Osei, C.: Supervision – Möglichkeit der Bewältigung berufsbezogener Probleme in der Krankenpflege. In: Die Schwester/Der Pfleger, 30. Jg., Heft 8/91

Rohmert, W.; Luczak, H.; Kugler, H.: Geschlechtstypische Unterschiede aus der Sicht der Arbeitswissenschaft. In: Eckert, R. (Hg.): Geschlechtsrollen und Arbeitsteilung. C.H. Beck, München 1976

Roth, J.K.: Hilfe für Helfer: Balint-Gruppen. Piper, München 1984

Ruschmeyer, J.: Supervision – eine Vision für die Krankenpflege? In: Bals, T. (Hg.). Was Florence noch nicht ahnen konnte. Neue Anforderungen an die berufliche Qualifizierung in der Pflege. Bibliomed, Melsungen 1994

Rutenfranz, J.: Arbeitsmedizinische Aspekte des Streßproblems. In: Nitsch, J.R. (Hg.): Streß, Theorien, Untersuchungen, Maßnahmen. Huber, Bern 1981

Rutenfranz, J.; Beermann, B.; Löwenthal, I.: Nachtarbeit für Frauen. Schriftenreihe Arbeitsmedizin, Sozialmedizin, Präventivmedizin (Band 75). Gentner, Stuttgart 1987

Saathoff, E.: Psychische und soziale Fragen von Schichtarbeit. Gedanken zur Dienstplangestaltung. In: Die Schwester/Der Pfleger, 31. Jg., Heft 5/92

Schädle-Deininger, H.; Villinger, U. (Hg.): Praktische Psychiatrische Pflege. Arbeitshilfen für den Alltag. Psychiatrie, Bonn 1996

Schell, W.: Staatsbürger- und Gesetzeskunde für Krankenpflegeberufe in Frage und Antwort. Thieme, Stuttgart 1994

Schmidbauer, W.: Die hilflosen Helfer. Über die seelische Problematik der helfenden Berufe. Rowohlt, Reinbek 1989

Schmidbauer, W.: Helfen als Beruf. Die Ware Nächstenliebe. Rowohlt, Reinbek 1983

Schmidbauer, W.: Im Körper zu Hause. TB Fischer, Frankfurt/M 1982

Scobel, W.A.: Was ist Supervision? Vandenhoeck & Rupprecht, Göttingen 1991

Seib, U.: Arbeitsbuch Ernährung und Diätetik für Krankenschwestern, Krankenpfleger und andere medizinische Fachberufe. G. Fischer, Stuttgart 1996

Seidl, E.: Pflege im Wandel. Verlag für medizinische Wissenschaften, Wilhelm Maudrich, Wien 1991

Selye, H.: The stress concept today. In: Kutash, I. L. u. a. (Hg.): Handbook on Stress and Anxiety, Jossey Bass, San Francisco 1981

Seligmann, M. E. P.: Erlernte Hilflosigkeit. Psychologie Verlags Union, München 1992

Semmer, N.: Streßbezogene Tätigkeitsanalyse. Beltz, Weinheim 1984

Singel, R.: Eine® für alles – berufliche Sozialisationsprozesse der Schüler in der Krankenpflegeausbildung. In: Bals, T. (Hg.): Was Florence noch nicht ahnen konnte. Neue Herausforderungen an die berufliche Qualifizierung in der Pflege. Bibliomed, Melsungen 1994

Sonneck, G.; Etzersdorfer, E.: Burnout und Suizidalität beim Pflegepersonal. In: Krankenpflege-Journal, 31. Jg., Heft 10/93

Thiemann, P.: Erfahrungen mit Supervisionsarbeit zur Streßintervention bei Pflegekräften. In: Beier, J. et al.: Jahrbuch der Pflege- und Gesundheitsfachberufe 1995/96. LAU-Ausbildungssysteme, Reinbek 1995

Tietje, A.; Tietje, B.: Klinische Pädagogik. 4. Folge: Was ist eigentlich „Supervision"? In: Die Schwester/Der Pfleger, 30. Jg., Heft 4/91

Ulich, E.: Arbeitspsychologie. Schäfer-Pöschel, Stuttgart 1992

Ulich, E.: Psychologie der Arbeit. In: Management Enzyklopädie. Moderne Industrie, Landsberg a. L. 1994

Verbesserung der Arbeitssituation im Pflegedienst. Modellerfahrungen aus Krankenhäusern in Rheinland-Pfalz. Bibliomed, Melsungen 1995

Wagner, D.: Arbeitszeitmodelle. Flexibilisierung und Individualisierung. Verlag für angewandte Psychologie. Göttingen 1995

Walter, I.: Krankenpflege als Beruf. Verlag für medizinische Wissenschaften, Wilhelm Maudrich, Wien 1991

Weidner, F.: Professionelle Pflegepraxis und Gesundheitsförderung. Mabuse, Frankfurt/M. 1995

Weidner, F.: Professionelle Pflegepraxis – ausgewählte Ergebnisse einer Untersuchung auf der Grundlage eines handlungsorientierten Professionalisierungsverständnisses. In: Pflege, Die wissenschaftliche Zeitschrift für Pflegeberufe, 8. Jg., Heft 1/95

Weis, T.: Konfliktregelung im Teamgespräch. In: Die Schwester/Der Pfleger, 32. Jg., Heft 3/93

Weisbach, C.-R.: Professionelle Gesprächsführung. Ein praxisnahes Lese- und Übungsbuch. dtv, München 1995

Wellershof, M.: Die Beziehung zum Patienten in der Krankenpflege. Gedanken zur Balint-Gruppenarbeit für Krankenschwestern und -pfleger. In: Deutsche Krankenpflegezeitschrift, 42. Jg., Heft 4/89

Werner, A.: Stationsteamsupervision in der Inneren Medizin – Interesse in allen Berufsgruppen. In: Pflegezeitschrift, 48. Jg. Heft 7/95

Widmer, M.: Studie zur Belastung bei Krankenpflegepersonal in der Schweiz. Dissertation. Verlag des schweizerischen Instituts für Gesundheits- und Krankenhauswesen, Aarau 1989

Widmer, M.: Stress, Stressbewältigung und Arbeitszufriedenheit beim Krankenpflegepersonal. Verlag des schweizerischen Instituts für Gesundheits- und Krankenhauswesen, Aarau 1988

Wittneben, K.: Patientenorientierte Theorieentwicklung als Basis einer Pflegedidaktik. In: Pflege, Die wissenschaftliche Zeitschrift für Pflegeberufe, 6. Jg., Heft 3/93

Zettel, O. (Hg.): Gesundheitsberufe. Studie zu ihrer Entstehung und Veränderung. Campus, Frankfurt 1982

Zollinger, E.; Lienert, J.: Eva und Judith. Zwei kranke Schwestern. Lenos, Basel 1987

Abbildungs- und Tabellennachweis

Abb. 3-1 modifiziert nach Herschbach 1991

Tab. 2-1 nach Herschbach 1991

Tab. 3-2 nach Freudenberger 1992, Sonneck/Etzersdorfer 1993

Tab. 4-3 nach Henglein, M.: Die heilende Kraft der Wohlgerüche und Essenzen, Fischer-Rizzi, S.: Himmlische Düfte, und Werner, M.: Ätherische Öle

Tab. 5-1 Arbeitsvorlage einer Arbeitsgruppe der Schulen für Gesundheits- und Krankenpflege im Kanton St. Gallen

Register

A